サイコパスの手帖

春日武彦　平山夢明

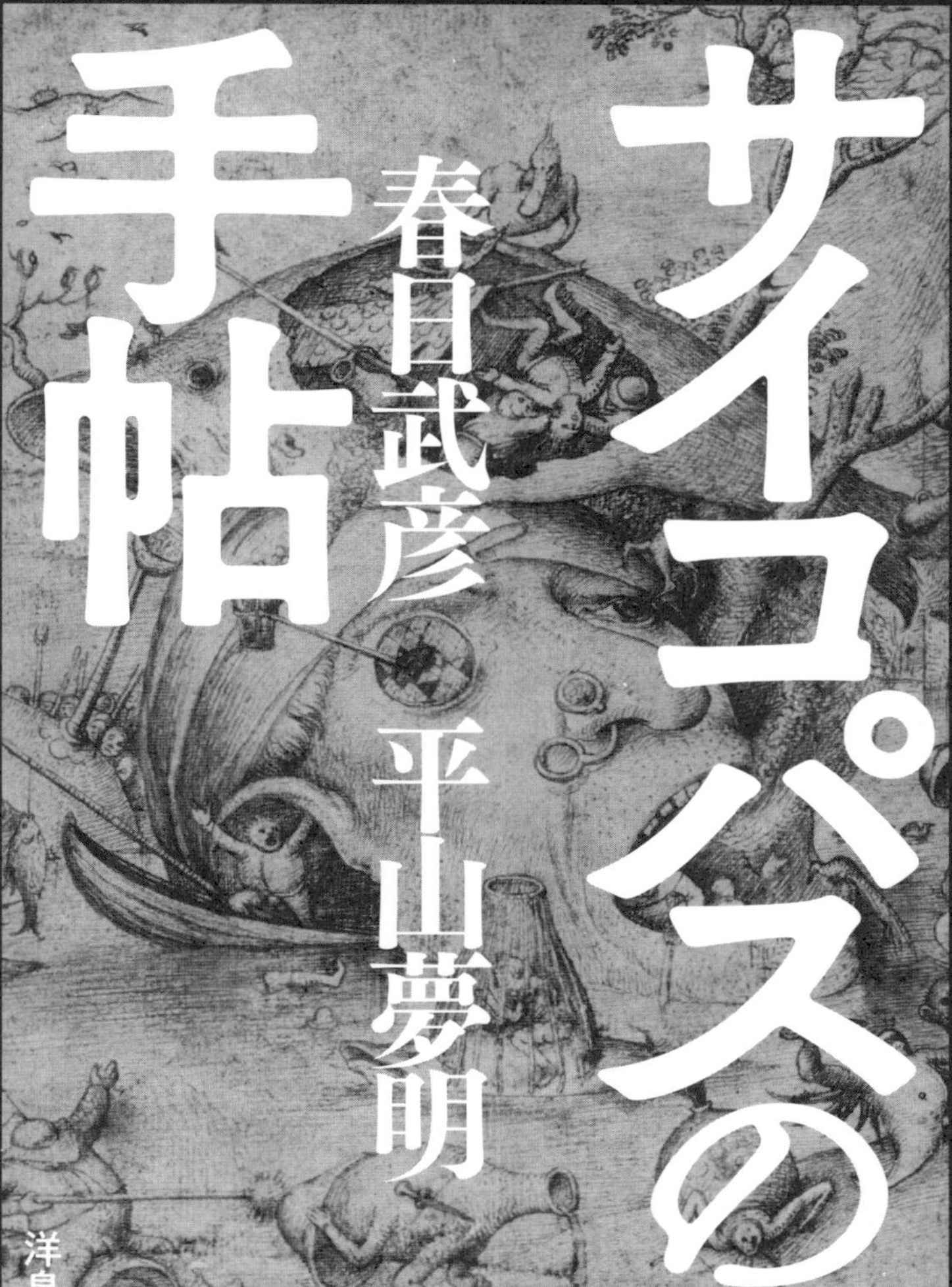

洋泉社

はじめに

みなさま、どうもスミマセン……また出ちゃいました。

『サイコパス解剖学』からの第二弾ということなのです。

なかなかの好評だったんですよ、という編集部の尻馬に乗ってしまったという格好なんですが、しかし、いくら多少の小商いにさせて戴けたとはいえ、現役の一流精神科医を毎回毎回、〈あいつ狂ってますよね？〉〈ボク、狂ってますか？〉的なゴミのような質問に長々と付き合わせていいのか？　という良心の疼きは前回以上に激しく高まっております。

さて今回、実は個人的にはこっそりと裏テーマを持っていました。

それは〈一度でいいから自分の好きな映画の、あいつやこいつがサイコパスぃのかどうかを訊いてみたい。それもできるだけ専門家的な意見がお聞きしたい〉というものでした。

で、結果としてはみんなにハッキリ裏テーマを告げなかったおかげで大吟醸を目指していたはずなのに濁酒《どぶろく》になってしまったというような有様だったのですが、それでもどうにかかこうにか裏テーマの前戯ぐらいには着地できたような気がしています。

それに映画はどんどん作られるし、選抜するのも大変なので基本は記憶に深く残っていたり、不意に思い出したりするような感じが多いんです。

先日もテレビで『風と共に去りぬ』を観ましたが、昔、観たときよりも「あれ？　スカーレットって、アレじゃね？？」感がいや増しに増しておりまして、「こりゃあ、バトラーも大変だったろうな」と同情してしまったようなわけです。


今回も先生を始め、いろいろとスケジュールの関係で関係方面には大変にご迷惑をおかけしてしまったのですが、にもかかわらず先生はいつもニコニコ「はい。いらっしゃい。今日はどうしましたか？」と、まるで患者のように優しく接してくれるので本当に有り難かったです。

本文にもありますが寝ている最中に突然、息が苦しくなって「どこもかしこもが腐って爆発しそうになっている村を訪れる」という変な夢を見たと興奮して話すと、春日先生は「ボリビアの罪悪感が視覚化したね」と笑顔で仰ったので、その場に居た全員が「なるほど！」と膝ポンしたほどです。

今回は時事から映画までサイコパしさを感じるものについて、いろいろと訊いてみたのですが、どんどん話しているうちに、〈実はサイコパスというのも人類の生存戦略上不可欠な存在〉なのではないか？　などという気にもなってきました。

だって人の気持ちなんか考えず、常に〈戦場〉と〈火事場〉にいるような判断と行動をしていく人々ですからね。

フツーの気持ちなんてまったく必要のない世界に彼らは平時なのにいるわけです。だから、こちらからどんな〈常識論〉を展開しても意味がないんですね。

だって「相手の気持ちを考え」ながら弾は撃てないわけですからね――などということを次から次に先生にぶつけまして、しばしば「本題に戻すとね」と軌道修正をして戴いたわけです。

本当にありがたいです。春日先生は菩薩のような、観音様のような人だなあと思っています。本当に今回はありがとうございました。

またリスケなどで大変に迷惑をかけた洋泉社の小塩君、常に冷静にいいタマを放ってきて話題をさらに深掘りさせてくれるアリー、ありがとう。

それと『サイコな映画』を山ほど送ってくれたＯＣＴＡＶＥの木庭貴信さん、いつもいつも本当に旨味のある貴重な作品を教えてくれてありがとう。感謝しています。

というわけで〈サイコだらけの世の中を涼しい顔で生きぬくためのガイド本〉始まります！

平山夢明

サイコパスの手帖――目次

第4章 作家・平山夢明がいちばん怖いもの……129

カバー絵画◉『聖アントニウスの誘惑』ピーテル・ブリューゲル（Bridgeman Images／アフロ）
構成◉有山千春
編集協力◉青山典裕
協力◉スタジオダラ

序章

「多頭飼い」と「嗅覚」

「あいつ、頭だいぶおかしいけど、大丈夫なんですか」

平山 春日先生との対談も今回で4冊目ですよ。めでたいというか、ありがたいといいますかね。

春日 まさかね、こんなに続くことになるとはね。

平山 今回はですね、以前洋泉社の小塩君（担当編集）に、「春日先生にさ、俺が気になっている映画の主人公とか物語とかをさ、解析してほしいんだよね」なんて話をしてたのがきっかけなんですよ。

映画の登場人物で「あいつ、頭だいぶおかしいけど、大丈夫なんですか」とか「そんなに怒らなくもいいんじゃない」みたいなのがいるじゃないですか。

春日 いるね。たしかに。

平山 そういう奴らについて、専門家の春日先生の見解を聞きたかったわけですよ。たとえば、『シャイニング』でいえば、キャビン・フィーバー（閉所恐怖症）とか隔絶された空間、アルコールの問題とか、いろいろあるじゃないですか。

春日 なるほどね。

平山 それで、そのあと小塩君から「あの企画、単行本でやりましょう！　企画も通しましたんで！」って言われて、「ほんとかい！　いいね！」なんて言ったんですけど、そのとき俺忙しい時期だったんで、あんまり記憶がないんですよね。そしたら、「平山さん、あの企画、年内（2018年12月）に出しますんで！」とか言うわけですよ。「おいおい、随分乱暴だね、立ち食いそばのゆで太郎じゃないんだからさ！」と思ったわけですよ。

春日 でも、洋泉社は基本的に乱暴だからね。

平山 まず、やってみると。アメリカの警察に近いわけですよね。まず撃って止めてから聞くみたいな。日本の警察と違って、撃ってから「お前、こういうことしてないか？」みたいな感じですからね。

ムツゴロウさんもびっくり！「猫50匹以上を放置！」

平山 そういえば、中西（スタジオダラ代表）が、フレンチブルドッグとパグを飼ってたんです。この間会ったら、顔に切り傷があったんで「どうした？」って聞いたら、「やられた」って言うんです。「何にやられた？」って聞いたら、あいつ犬2匹のほかに、猫も2匹飼いだしたらしいんですよ。あいつがいないときは部屋に放しっぱなしだから、帰ってくると喜んで飛びかかってくるんですって。それで顔をガッとつかまれたみたいなんですけど、4匹も飼ってどうするんだろうって思って。「そんな多頭飼いはダメだよ」と言ったら、「明日、タマ取るからいいのよ」って。冗談じゃないですよ、まったく。

春日 たしかに多頭飼いというのは、全部のケースが該当するわけじゃないけど、精神崩壊の兆候があってさ。

平山 そうですよね！ よく、増える人いますよね。あれ何なの？ ゴミ屋敷と同じですか？

春日 構造は同じだよね。多頭飼いは心の隙間を猫や犬とかで埋めるわけじゃない。猫屋敷とゴミ屋敷って、俺から言わせれば、心の隙間を猫で埋めるかゴミで埋めるかの違いだけだよ。

平山 よくニュースとかでもあるじゃないですか。神戸の市営住宅で、猫50匹ぐらい放置してた女とか［＊1］。あれとか、尋常じゃないですよね。だって、部屋の中の糞尿が人間の膝の高さまであったっていうじゃない？ ムツゴロウさんもびっくりだよ。

でもさ、普通にうるさくないんですかね？ だって、動物ってうるさいじゃないですか、「ニャーニャー」「ワンワン」って。でも、そんな状況でも多頭飼いする人たちは、心を埋めてるわけですよね？

春日 そう思うよ。うるさいとか悪臭とか、それって比較対象があってこそだから。比較する余裕もないまま闇雲に心を埋めるのが彼らだからね。

平山 俺の知り合いで、小学校からの同級生が、昔、動物虐待してたそうなんですよ。自分が飼ってる猫に小鳥を食べさせたり、それを知り合いの弟のせいにしてたりとか。動物虐待と虚言癖がある危ない奴なんですって。その同級生が今、「動物虐待許すまじ！」とか駅前で署名活動とかしてるんですけど、春日先生が思うに、そいつの目的っていったい何だと思いますか？

春日 仕事は何してるの？

平山 美容師らしいんですけど、見た目とかテンションは、植松聖（相模原障害者施設殺傷事件の被告）っぽいらしいんですよ。

春日 美容師？　結婚はしてるの？

平山 してないみたいですね。

春日 おそらく、何かのカモフラージュだね。

平山 やっぱり！

春日 多頭飼いしている人が全員問題があるってわけじゃないけどさ、さっき話に出た植松の家でも、母親が近隣と猫の餌づけでトラブルがあったらしいという報道があったね［＊2］。
ほどほどがわからない人たちなんだよね。そういう人たちが「猫かわいい！」「動物は正義」みたいな超個人的なイデオロギーに取り憑かれると、歯止めがかからなくなる。彼らにとっては、多頭飼いもゴミ屋敷も大量殺人もすべて同じ地平にあることが不気味なわけでね。

平山 あれ、多頭飼いの基準って何匹からなんですかね？　2匹以上？　3匹以上？

春日 やっぱり、5匹とかぐらいじゃない？

平山 もうその辺から濃度が断然濃くなりますよね。普通に家に入ったりして、「わーかわいい」っていう頭数って、だいたい2匹ぐらいまでですよね。5匹ぐらいバーって寄ってきたら、「えっー!?」って思いますよね。

春日 さっきの神戸の女のケースでさ、糞尿が膝ぐらいまであっても平気という感覚は常人には理解できないけど、それっておそらく嗅覚がおかしくなるっていうのが、何か関係があるんだと思うんだよね。
パーソナリティ障害と嗅覚能力に関連があるんじゃないかって話が数年前に出た［＊3］けど、貴志祐介の『黒い家』の登場人物・菰田《こもだ》幸子［＊4］もそうでさ。

異臭が漂う家でも平気だし、周りが不快になるような強い香水をつけてるじゃない。それってさ、嗅覚がまともじゃないということと、彼女が完全にサイコパスであることがパラレルとして描かれてるでしょ。

平山 動物の臭いってあるじゃないですか。あれも気にならないってことですか?

春日 うん、おそらく。何かがおかしいんだと思うよ。嗅覚って、いちばん脳に近いからさ、危ないんだよね。

平山 だって、嗅覚がないと味がはっきりわからないから。ということはですよ、俺たちが物を食べて「美味い」って思ったり、癒されたりとか感動するという部分がないってことですよね?

春日 そうそう。セックスしても全然面白くないんだって。

平山 ほんとかい!

春日 セックスって、普段そんなに嗅いでいるっていう感覚はないけどね。

平山 たしかにそんなに嗅いではないけど……そうですよね、たしかに面白くないかもしれない。

春日 それがかえってストレスになるんだよ。あるいは、現実感の喪失につながるんだろうね。

小鳥1000羽を捕虫網でチェイス！

平山　俺の場合、おばあちゃんの家が多頭飼いどころじゃなくて、全国的な鳥屋の取引先というか、卸みたいなことをやってたんですよ。

春日　養鶏所みたいな感じ？

平山　いや、小鳥ばっかりです。小鳥を全国の鳥屋っていうか、ペットショップなんかに卸してたんです。小売りの上ですよね。立ち位置的には、築地の鳥屋版です。おばあちゃんがそのころマンションを一棟持っていて、マンションの屋上に体育館みたいなドームがあったんですよ。その中でね、売れ残った小鳥を殺すのはかわいそうだしってことで、鳥かごを開けて全部入れて育ててたんです。だからその中に入ると……何羽いたんだろう、1000羽とかはいたと思うんですよね。

春日　それだけでも、映画が作れるじゃん。そういうシチュエーションとさ、話広げればいくらでも映画作れるよ。

平山　普通の人間は気になると思うんだけど、糞と餌の臭いと……あと、鳥の体臭ってあるんですよ。

春日 え、鳥にも体臭があるんだ？

平山 その体臭は、基本的には餌の臭い。粟とか食べるから、粟を茹でたような臭いがずっとしてるんです。

俺は、雨の日とかは外に遊びに行けないから、おばあちゃんのマンションの屋上に行くわけです。それでドームの中に入って、捕虫網を持って端から端まで走っていくと、鳥がブワーッて逃げる。

そのたびに生温かい風がブワーッと吹いて鳥が逃げるのが、俺的にはおかしくておかしくてたまらないんです。

鳥がブワーッて逃げて、こっちも追っかけると右往左往するから、壁に当たるんです。それ見てさ、「今日は10羽やったぜ！」なんて言って喜んでると、おばあちゃんにすごい形相で殴られましたけど。あれはね、強烈でしたね！

春日 そりゃ、すごいな。視覚的にも強烈だけど、臭いも強烈でしょう？

平山 1000羽分ですからね、量も臭いも半端じゃない。強烈なんてもんじゃないですよ。おばあちゃんひとりでは掃除できないので、会社の人が来てやってましたけど、1000羽ですから、全力でやらなきゃいけないわけですよ。でも臭いの問題はね、俺はとーっ

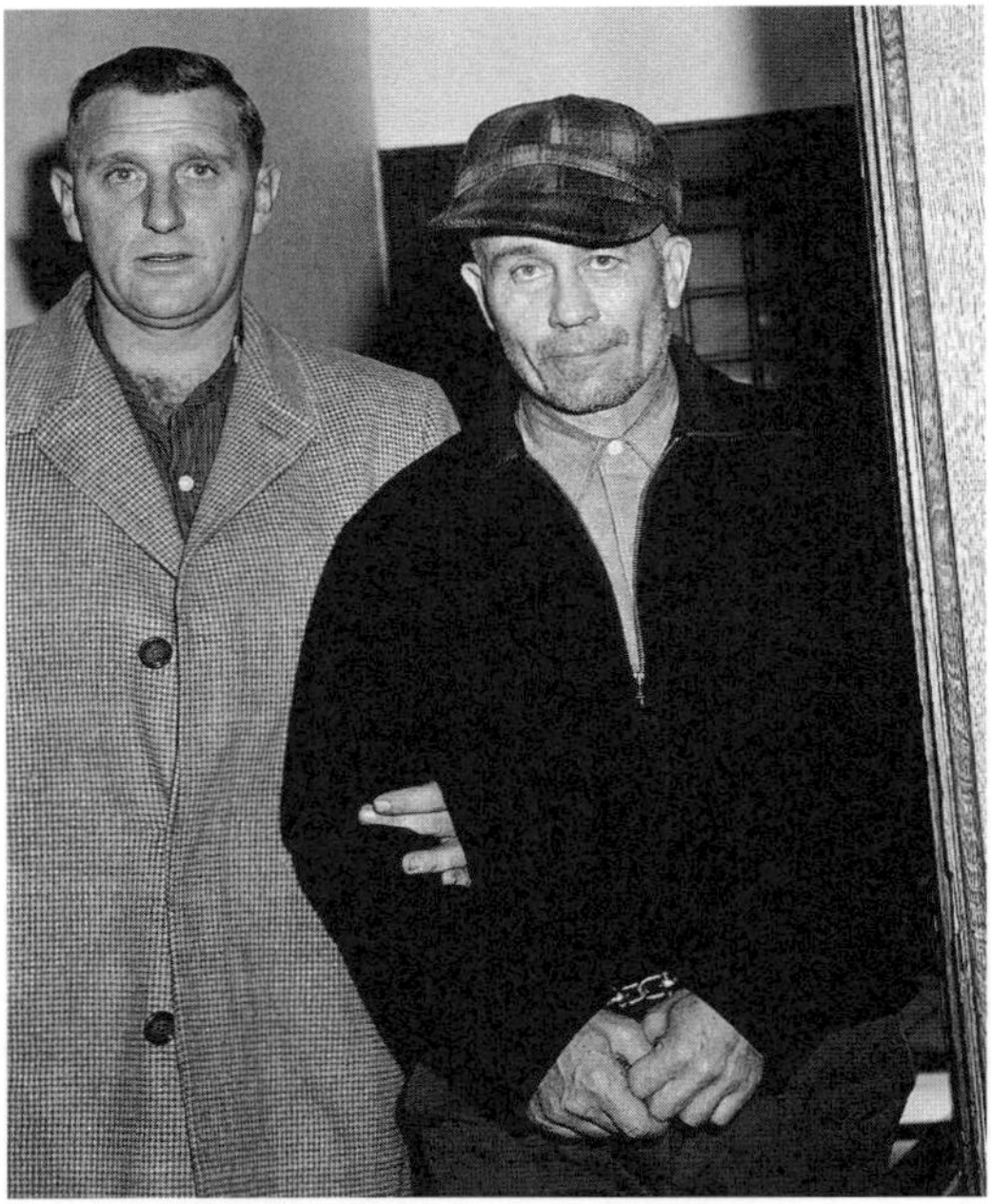

エド・ゲイン（写真向かって右）と彼の家の内部。

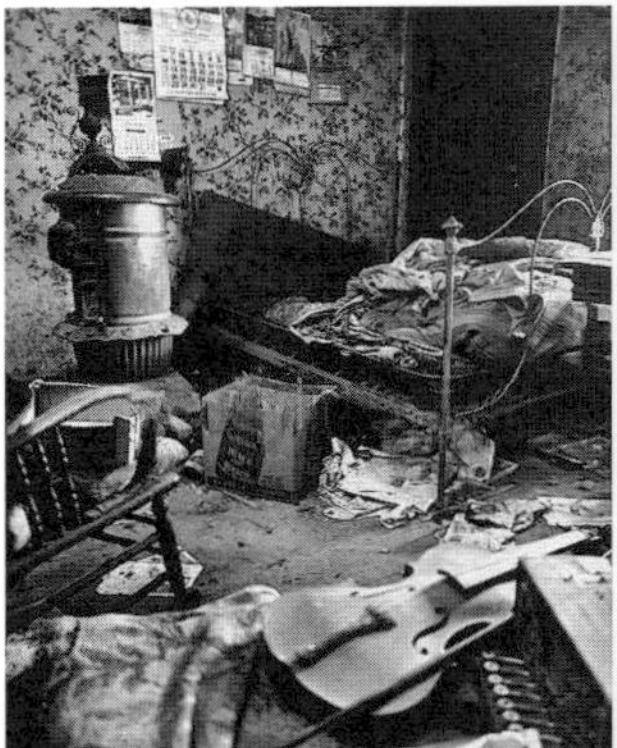

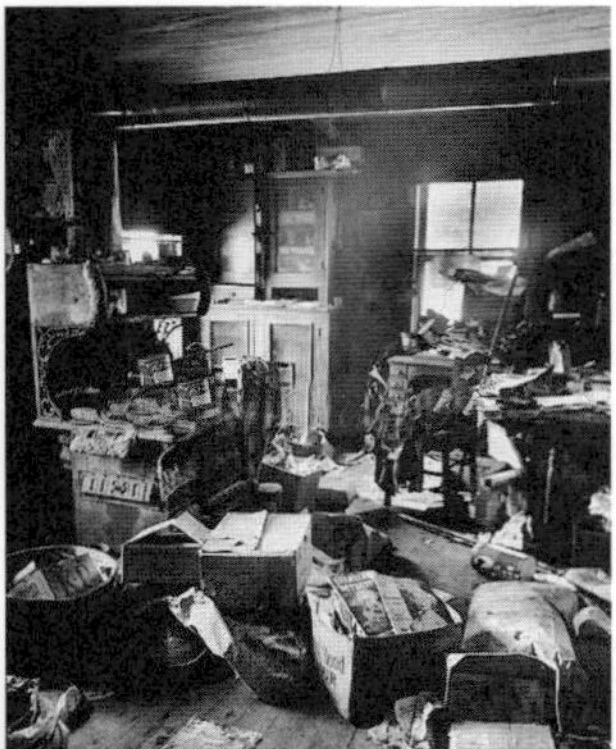

ても深刻だと思うわけですよ。

口がすっげぇ臭ぇ犬って、いるじゃないですか。

ライターとしてインタビューやってたときとか、取材相手の家で犬とか飼ってるんですよ。髭がワシャワシャしたような犬とかいるじゃないですか。

そうすると、インタビュー中にさ、俺の膝の上に乗っかってきて、ペロペロしてくるわけですよ。取材相手が、「今、お仕事中だからダメでちゅよ〜」なんて言ってる横でさ、〝この犬の口、臭っさー! あんたの犬の口、腐ってるよ〟とか思いながら、取材してたわけです。

春日 さっきも言ったけど、臭いや悪臭への麻痺と馴化、さらには主観オンリーの状況のヤバさなんかもあると思うけど、あとはやっぱり嗅覚障害との関連とかを考えるわけ。エド・ゲイン[＊5]なんかもそうでしょう。家には大量のゴミと人肉と腐った内臓があってさ。ゲインは家で死人を解体してたわけだから。

平山 そうそう。ゲインの母屋に入った捜査官も、「嗅いだことがない〝妙な臭い〟」って言ってますしね。
『異常快楽殺人』（角川ホラー文庫）にも書いたけど、ゲインの家を捜索した保安官は、ゲインの家の捜索がもとで、不眠と不安神経症に悩まされて、ゲインの公判を前にして心臓マヒで死んじゃった。常人が狂う場所で、嬉々として解体してたわけですから、やっぱりとんでもない奴ですよ。

【注】

［＊1］２０１7年4月、神戸市の市営住宅に住む40代の女性が、異臭などの迷惑行為で強制退去処分になった。女性が借りていた部屋は３ＤＫ（約60平方メートル）でペットの飼育は禁止されていたものの、２０１５年の秋ごろから近隣住民より、「猫の糞尿による悪臭がする」との苦情が寄せられていた。同市からの再三の改善指導があったものの状況は変わらず、神戸市は２０１６年10月に明け渡しを求めて神戸地裁に提訴。翌年1月に同市の訴えを認める判決が出たため、4月に強制執行に踏み切った。室内のすさまじい様子を「産経ＷＥＳＴ」から引用する。
〈女性が残していった部屋は人間の膝の高さまで猫の糞尿（ふんにょう）が堆積。畳や家具などいたるところに汚物が染み込み、猫の死骸からは大量のハエやウジ虫がわくなど「地獄絵図」そのものだった。（中略）３ＤＫ（約60平方メートル）の室内は畳や家具、柱などいたるところに猫の糞尿が染み込み、「膝まで汚物が堆積し、田んぼに入っていくようだった」（作業員）。悪臭はゴーグルをしていても刺激で目が開けられないほどで、室内には猫53匹が野放しにされていたほか、複数の死骸もあった。〉(https://www.sankei.com/west/news/171123/wst1711230002-n1.html)

女性は猫が繁殖し過ぎたため飼育できなくなり、子ども3人とともに別宅で生活していたという。ときおり、えさや水を与えにくることもあったという。最終的に部屋から取り除いた汚物は2トントラック1台分に相当し、消臭には1年程度かかるとされた。

［＊2］「相模原障害者施設19人殺害事件　この狂気を生んだものは何だったのか」（『ＡＥＲＡ』２０１６年8月8日号）

［＊3］２０１２年9月、学術誌「Chemosensory Perception」で「重い人格障害（パーソナリティ障害）のある人は、嗅覚能力が極端に低い」という研究結果が発表された。ＡＦＰの記事から引用する。

〈反社会的行動や共感の欠如、冷淡さなどで特徴づけられる人格障害と嗅覚の障害はどちらも、脳の眼窩前頭皮質と呼ばれる部分の機能障害に発することが分かっている。

オーストラリア・シドニーにあるマッコーリー大学心理学部の研究者らは、人格障害と嗅覚障害の関連性を調べるために人格障害と診断された19～21歳の79人の嗅覚能力を検査した。

用いたのはペン型のスティック1本ずつに異なる匂いを入れたスティック型嗅覚検査法で、オレンジやコーヒー、皮革の匂いなど16種類で検査した。すると被験者たちが匂いを特定したり、かぎ分けることに問題を抱えていることが明らかになった。また人格障害の診断スコアが最も高かったグループは、嗅覚能力が最も低いグループと一致した〉

ただし研究者らは、「嗅覚能力が低いことが人格障害を示唆するものではない」としている。

［＊4］貴志祐介の長編ホラー小説『黒い家』（角川ホラー文庫）の登場人物。映画『黒い家』（森田芳光監督・1999）では、大竹しのぶが菰田幸子を演じた。

［＊5］Edward Theodore Gein（1906年8月27日―1984年7月26日）。アメリカ犯罪史上においても、特筆すべき殺人鬼のひとり。『サイコ』『羊たちの沈黙』『悪魔のいけにえ』『アメリカン・サイコ』などといった数多くの映画のモデルとなり、大きな影響を与えた。墓地から女性の死体を盗んで持ち帰り、死体を解体し、「マスク」や「ランプシェード」「カップ」、「ベスト」などを作り、使用した。

満月の夜、切り取った女性器で自身の陰茎を包み、乳房の付いたベスト、マスクを身につけ、人の皮で作った太鼓を鳴らしながら庭で踊った話は有名だ。

ゲインによる殺人で確認されたのは2件（被害者はいずれも女性）だけだが、「大量殺人鬼」のイメージは、映画作品による影響が大きい。

精神病院に無期限の入院中だった1984年7月26日、呼吸不全により死去。享年77。平山の著作『異常快楽殺人』（角川ホラー文庫）では「人体標本を作る男」としてゲインが紹介されている。

第1章

「甲殻類」と「人食い」、そして「座間9遺体事件」

海老とか蟹を食べるぐらいだったら、俺は……

平山 前回の本（『サイコパス解剖学』）でも人食い、カニバリズムの心理について先生に聞きましたよね。

春日 人を食う精神状態というのは、呪術的な文脈とか、妄想にもとづいたものとか、いろいろあると思うけどね。

あの人肉食で有名な某氏は、「いちばん美味しかったのは足の裏の〈土踏まず〉の部分」って言ったと聞いたけども。

極限状態に追い込まれたとき、どうするかって考えると、俺は漂流しても海老とか蟹は絶対食わないね。海老とか蟹を食べるぐらいだったら、仲間の肉を食ったほうがはるかにましだよ。

平山 ほんとかい！　そんなに甲殻類が嫌いなんですか？

じゃあ、無人島とかにひとりで漂流して、「腹が減ってしょうがない、死にそうだ」というときに、そばで座礁した難破船から、トロ箱いっぱいに詰まった蟹の足が流れ着いた場合でも食べないんですか？

春日　くっ……食わねぇ……。

平山　え、食べないんですか？　先生、それダメですよ。でもさ、トロ箱いっぱいの蟹の足は食べないけど、死んでる人間が目の前にいたら、先生は食べちゃうんですか？

春日　うん。そっちのほうが……。

平山　えっ！……先生、すごいな。なぜ、そんなに嫌いなんですかね。先生、すごいですよ！

春日　甲殻類の造形ってさ、憎悪とか嫉妬とか悪意とかアブノーマルな欲望とか、そういった醜い精神をまさに具現化したように感じられるんだよね。そんな「おぞましい」ものが、メカニカルに表情もないまま動き回る。あんなものを自分の体の中に入れたくないよ。俺が甲殻類になっちまいそうで。それに比べたら、人肉なんて牛や豚によっぽど近い。解剖学の実習もしているし、法医学に進もうかと考えたこともあるくらいなんで、「いきなり！ステーキ」って感じでディナーを始めますよ。

平山　ここをこう切れば、食べるとこがあるとか、大丈夫とかですか。そっか、春日先生はね、とにかく外れるのが嫌なんでしょう、関節とか。

春日　そうそう。やっぱり俺、外骨格はダメだな。
平山　昆虫もダメ？
春日　ぜんぜんダメだよ。
平山　そうなんですか？　カブトムシとか？
春日　ダメ。
平山　じゃあ、球体関節とかってあるじゃないですか。あれどうなんですか？
春日　別に、それはいいけど……四谷シモンの世界じゃないですか、ファーブルの世界じゃなくて。
平山　ちょっと外骨格っぽい。
春日　それっぽいけどさ。
平山　でも、人間ですから。
春日　そうそうそうそう！　だからさ……。
平山　『遊星からの物体X』の頭から蟹の足が生えてるとかは？

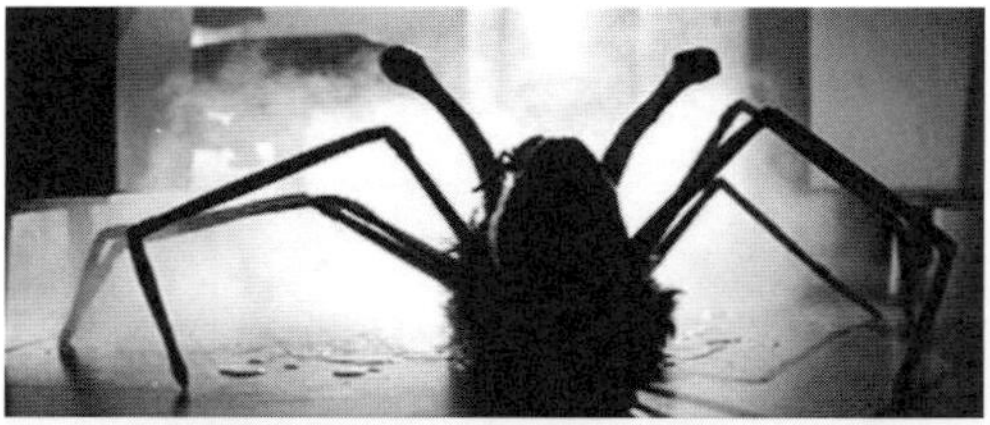

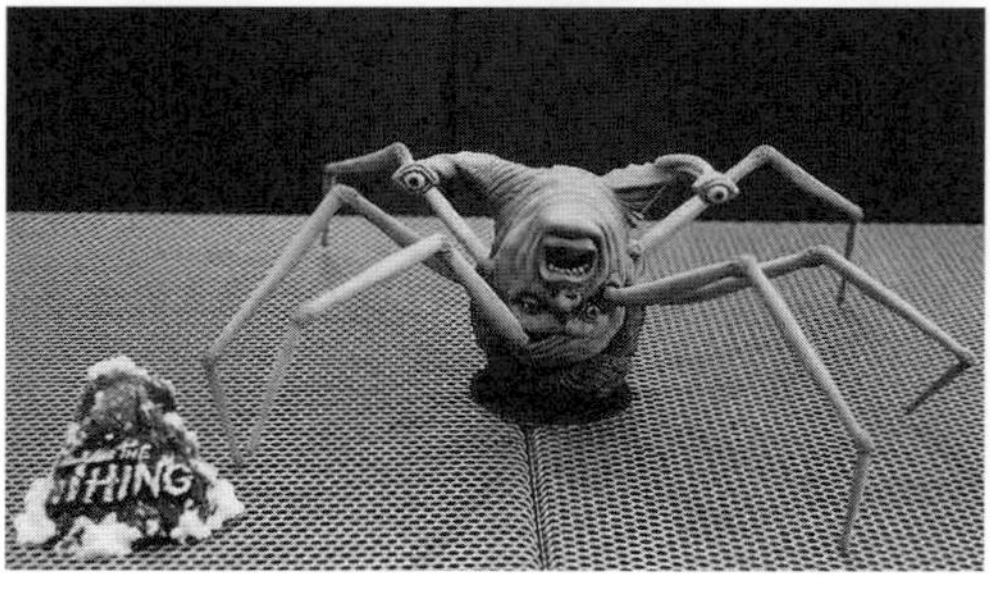

春日先生がとても嫌いな『遊星からの物体X』に登場するクリーチャー（写真・下は同クリーチャーのフィギュア）。ちぎれた首から蟹や蜘蛛を想起させる足が生え逃げ回るシーンは、強烈なインパクトを残した

春日　そう！　あれは最低！　スパイダー・ヘッド、最悪！
平山　先生、あれを観たとき、どう思ったんですか？
春日　「うわーっ」って思ったよ。まさに「いったい、なんの冗談だ？」ってさ。頭の両側から蟹の足というか触手みたいのが生えててさ。「やっぱり、こういう造形になるんだな」って。妙な納得感はあったな。
平山　だからある意味であのクリーチャーって、きっとそういうところを狙ったんですよね。偶然じゃなくて。
春日　しかもさ、あれ、こそこそ逃げるじゃない。
平山　そう！　こそこそこそこそ逃げてる！　先生はああいうのがダメなんですか。俺は蟹食えるから、あんまり気にならないけど。
春日　誰にでもまぁ、苦手なものはあるよね。どこか根源的なものにリンクするような苦手さがね。

使用済み紙おむつ、恐怖のリサイクル！

平山　さっきの多頭飼いの話に戻りますけど、あの人たちは、どこかで「これはいけない！」

みたいなブレーキってかからないんですかね。

春日 ブレーキがかからないところが病んでいる所以なんだけど、そのずるずる行く感じが嫌だよね。

しかも、その一線の越え方がね。狂気とかじゃなくて、「可哀想な猫ちゃんを拾ってきて」みたいな、どちらかというと優しさがきっかけや突破口になっているというのがミソだよ。

平山 「俺は狂ってるんだ！」「俺はきちがいだから！」みたいなのがあれば、わかりやすいですけど。

春日 なんか、毅然とした態度というかさ、メリハリが欠けていて、なし崩しに事態が進んでいく。結局ね、多頭飼いに走っちゃうのって、後戻りできないじゃない。

俺の個人的な考えではさ、グロテスクとかサイコパス的な人ってさ、取り返しのつかないことに対して、すげぇ無頓着。

平山 あー。

春日 だから、自分の腕が取れても平気みたいなさ。

腕がなかったら、どれだけ大変で苦労するかとか、考えないし、無頓着。それと同じように、多頭飼いに走っちゃうのも、後に引けなくても「平気！」みたいなね。

平山　そうですね。おそらく、想像力というスイッチが健康的に作動していないんだと思うんですよ。

春日　うん。働いてないね。

平山　働いていないですよね。これやったらどうなるとか、普通の人が考えたりする幅があるじゃないですか。普通じゃない人って、その幅がさ、アイドルが着る際どい水着、ツーフィンガー分ぐらいしかないと思うんですね。本当に、今日・明日・明後日ぐらいのことしか考えられないし、痛みとかもそうなんでしょう。あと、他人への思いやりとかも。

春日　そうそうそう。

平山　そんな彼らや彼女らがよく使うフレーズが、「しょうがないじゃん」。「だって、こうなっちゃったんだから」とか「まさかこうなるとは思わなかった」とかさ。

春日　そのあとに、急にテキパキしだしたりするんだよね。

平山　そうそうそう。あれ、何ですかね。多頭飼いの家にＮＰＯとかボランティアが入って、動物を保護する様子を、ときどきテレビでやるじゃないですか。そのときの多頭飼いの親父って、たいていはさ、飼っていた犬とか猫が引き取られていくのに、「連れていかないでくれー！」と泣き叫んだりしないですもんね。「いいっす、いいっす。ああ、いいっす」みたいな感じでしょ。

意外とあっさり引き下がるわけですよ。「今までのは、なんだったんだよ」って。

結局、俺が思うに、変化が怖いということなんでしょうね。想像力が働かないから、現在の状況が変わると、どうなるかがわからない。だから怖い。


春日 まさにそうだね。やっぱり人間って、基本的に変化を嫌う傾向が備わっている。

診察でもさ、患者に対して、「こんな状態のままでは、まずいでしょ」と言うと、本人も「そう思います」と言うわけ。「だから、こういうふうにすればね、脱出できる」というようなことをいろいろ提示すると、「いや、そのとおりだ」と頷くわけ。そして「よく考えてみる」と言ってね、結局1ヵ月間何もしない。

それはなぜかといえば、彼らの本音は「変化が怖い」のと、それこそ「面倒くさい」とかそういう理由。

そして、どうなるか。不幸慣れするんだよね。ろくでもない状況に、いつしか馴染んでしまう。

平山 そうなんですよ。俺、昔は家賃の回収屋みたいな仕事もたまにやってたんです。
仕事で家賃の回収に行くじゃないですか。そうすると、無一文のスッテンテンほど人の話をだいたい3割ぐらいしか聞いてないんですよ。あいつらからすれば、今の状況を良くしたい、改善したいとかということよりも、目の前の会話自体をとにかく早く終わらせたいという一心なわけです。

こっちはいろいろなこと言うわけですよ。「家賃が払えないなら、市のほうに申請してね、生活保護とかいろいろと制度がありますよ」とか。でも、そうやって言われること自体が嫌なんですよね。

春日 そうそう。まさに、そう。

平山 とにかくこっちの話を終わらせたいがために、ものすごい笑顔を浮かべて、「いいですね」「わかりました」とか言うんですけど、ドア閉めた瞬間、もう忘れてる。

そして、テレビを観るわけです。『水戸黄門』とか『科捜研の女』とか！

それでまた延滞するから行くと、部屋のなかから『水戸黄門』とか『科捜研の女』を観てるテレビの音が聞こえてくるわけです。「こいつ、また観てやがる！」って。

もちろん前回こっちが話した内容は、全部忘れている。

春日 たしかにね。完全に不幸慣れしちゃっている状況だとさ、なかなか抜け出せないよね。

不幸がアイデンティティになってしまっているから。

平山 そうですよね。抜け出そう、今の状況を変えようとか、そういう前向きな気持ちの種がないところにいくら水を撒いても、土がグチュグチュになるだけですからね。

俺が回っていた家は相当酷かったですよ。赤ん坊を育ててる26歳のアル中の女がいたんですけど、とにかく終始酔っ払っている状態なんです。部屋にはおしっこでパンパンになった使用済みの紙おむつがあっちこっちに転がっている。普通、紙おむつって使ったら捨てるじゃないですか。でも、捨てない。なぜかといえば、女は酒を買うためならしょっちゅう外出するんだけど、近所のドラッグストアとかに行くと「変な顔をされるから嫌だ」とか言って、1週間に1回しか紙おむつは買いに行かないって決めている。

でも、子どもはたくさんするじゃないですか。1週間に1回じゃ追いつかないわけ。そうすると、乾いて使えそうな紙おむつをまたはかせたりするわけですよ。すごくないですか。というよりも、どうしようもないけど、平気なんですよね。恐ろしいまでの耐性の強さみたいなものがありますよね。あの強さって、なんだろうって思いますけど。

自己肯定、自己承認のための奇妙なアイデンティティ

春日 平山さんはさ、コンビニの店長もやっていたわけだけど、変な客とかもたくさんいたで

しょ？

平山　いましたよ。店の場所柄的な要因もあったかもしれませんけどね。夜11時に店にきて、朝8時まで『少年マガジン』を立ち読みするやつとか。9時間もかけて読むところなんてないのに。あとは、店の売り物のバナナを勝手に食べる客とか、キャラメルコーンを袋の上から両手でグシャグシャにする客とか。

春日　去年（2018年）の9月の栃木のコンビニの騒動は、平山さん的にはどうなの？

平山　〝変態セブン〟［＊1］ですよね。騒動になる前からいろいろと評判にはなってたみたいだけど、そもそも店長の奇々怪々な行動の原点は、もともと持っていた性質によるものなのか、過労によるストレスとか、いろいろと要因はあると思うんですよ。

「あいつは中学校のときから、ああいう奴だった」とか、「高校のときから」とか。あとは犯歴。過去に性犯罪とか猥褻で捕まったりしてないかとか。

春日　俺が思うにね、人間って、基本的には何かしらのアイデンティティを持たずにはいられない存在ではないか、と。キャラではなくアイデンティティね。

で、どんなアイデンティティでもいい。たとえば、駄目人間アイデンティティでもいい。毎回失敗して、今回も必ず失敗するアイデンティティとかさ。それが「自分らしさ」として一種の安定感をもたらすんだろうなあ。誤解される人アイデンティティだの、残念な人アイデンティティだの、嫌われ者アイデンティティだの、そんなろくでもないものが、いつの間にか自己肯定だとか自己承認の手段として、機能している。そのあたりが、不可解な言動を読み解く重要なヒントになるんじゃないかな。

平山 変態セブンにも、あったんですね。彼なりのアイデンティティが。

春日 お茶目でエロな、誇らしいぐらいのアイデンティティがね。

平山 彼的には、最近は性教育もちゃんとしないから、「俺が近所のエロ番長だ!」ぐらいに思ってた節もあったかもしれないですよね。

女性客に「おまんちょ!」とか言うのも、「昔の俺らの時代はこれぐらい日常会話で普通にあったんだよ!」とか。

でもさ、やっぱり想像力がものすごい欠如してますよね。だって、家族いるでしょ。しかも、店で一緒に働いてたらしいじゃないですか。奥さんが「あなた、やめて!」と言っても止まんないもんですかね。

春日 止まんないだろうね。本人としては、いまさら引くに引けない部分もあったんだろうけどね。

平山 たしかに、旦那は股間からトングを出したり、「おまんちょ!」って言ったりするけど、きっと正直者で働き者だったんじゃないんですかね。

春日 剽軽者《ひょうきんもの》のつもりで、だけど空気は読めなくてね。

平山 股間からトングって、ちょっとネタが悪かったんじゃないですか。
昔、ある作家先生、A先生とB先生なんですが。おふたりと食事したときに聞いた話なんだけど、銀座のクラブかなんかに飲みに行ったそうなんです。おふたりとも大物作家ですから、「●●先生ですよね?」とか言われるわけ。A先生がうんうんって言いながらB先生を見たら、B先生がズボンのチャックの間からチンポコみたいなのを出して、上げ下げしてるんだって。「えぇー!」って見たら、親指だったって。変態セブンと一緒ですよ!

春日 でも、B先生ならね、許してもらえる。

平山 変態セブンのトングの話を聞いて思い出しましたよ。でもさ、男にはやらなかったわけでしょ。だから、女性客から「キャー」って言われるのが、快感だったんじゃないですか。ジュリーが浴びてる「キャー」と、股間からトング出して言われる「キャー」って、変態セブンの耳には同じに聞こえるんですよ。キャーならなんでもいい。「キャー」に貴賤なし!」ってことですよ。

春日 「今日も俺は人気者だ!」って。

平山 そうそう。「今日の俺は3キャーだった! やったぜ!」とか思ってるんですね、きっと。

それはすごいな。ちょっと壊れているけど。

コンビニ店長・残酷物語

平山 変態セブンもさ、やっぱりストレスでおかしくなっちゃったのかしら。元からですかね。

春日 なんか、元からという感じもあるけどね。でもさ、コンビニの店長って、大変でしょ？

平山 大変ですよ。しかも、セブンイレブンでしょう。今と昔では状況が違いますからね。俺がやっていたころに聞いた話だから今はどうかわかりませんが、利益の45パーセントを本部が持っていっちゃう。

春日 けっこう、持っていかれるね。女郎屋みたいだな。

平山 だからコンビニの店長ってうま味がないんですよ。昔よりも今の店長のほうがもっと大変だと思いますよ。

だって、俺らのころは、おにぎりとか弁当って、朝と夜の2便しかなかった。今、4回ぐらいあるんですよね。それだけ、発注の単位が細かくなっている。

たとえば12時のものは、もう4時便が来たときに売れなくなっちゃう。もちろん朝はもう売れないし、朝8時に到着したものは11時にはダメなの。お客さんもその辺の事情は知っているから、奥から取るわけですよ。
おそらくコンビニの店長は全員、「あいつ……奥から取りやがった！」って思ってるし、コンビニの店長が考える「殺したい奴リストの1位」って、おそらく、おにぎりとかサンドイッチとかを奥から取る奴ですよ！
「あいつ……死ねばいいのに」とか「あの女……あんな可愛い顔して、心は真っ黒だ」ってみんな思ってるはずですよ。
そんな客の対策として店は新しいのと古いのとを交互に並べるとかさ、面倒なことをしなくちゃいけないわけですよ。だって、ロスが出ちゃうから。ロスは店側が全部持って、本部はいっさい面倒を見てくれない。
腐ってるわけじゃないから、バイトやパートさんにあげたいんだけど、廃棄しなきゃいけないんです。だから、コンビニってけっこう地獄なんですよね。

春日 万引きとかはどう？

平山 万引きはね、多いですよ。ただ、マニュアル的には、すぐ警察にという感じですね。昔はね、説教して帰すみたいなのはあったけど、その時間も取れないんですよね。

春日 そうだよね、説教してる間に、ほかの奴に万引きされちゃうし。

平山 とにかく、今のコンビニの店長の仕事量って、おそらく分刻みで決められていると思う。

それぐらい、やることだらけ。商品の発注、清掃、事務のチェック、シフト調整、納品されてきた商品の陳列、ロスの確認……それを何回も繰り返しているうちに、あっという間に1日が終わっちゃう。

でも、俺がコンビニの店長だったころには伝説があって。昔、横浜の某所にファミリーマートがあったんです。そこは、日商で100万近くあったんです。ものすごく儲けてたんで、「店長がポルシェ買った」とか「フェラーリ買った」なんて話もあったぐらいです。でも、今はもう全然ですよね。

ひとつの店舗がぐーっと伸びると、そこを地域一番店にするとまずいから、ほかのチェーンが必ず出店する。たとえば、ファミリーマートとかローソンだと、セブンイレブンが店を出すわけです。そうすると、その地域の市場はだいたいセブンが押さえちゃうから、ほかはもう入れない。

春日 どっちにしても、本部としては儲かるようになっていると。

平山 そういうことです。でもたまったもんじゃないですよ。

俺がやってた店は地獄でしたよ。信じられないくらい。オープンするときには、市場予測して「だいたい40（万）から50（万）入りますよ。そのあと数年経てば、80（万）ぐらいまで1店舗でいきますよ」なんて言ってたんだけど、やってみたら、18万しかいかない。1日だよ。1日18万なんてさ、全然ダメじゃないですか。人件費とか電気代なんか入れたら、日商18万だったら、やっていけない。でもね、その予測については本部は責任を取らない。本当にしんどいと思いますよ。

春日 そんな状況じゃあ、メリットといえば、店のオーナーになれるということぐらいだね。

平山 とりあえず、一国一城の主になれる。あとは上司に嫌なことは言われない。人間関係からも解放される。でも、そのぐらいじゃないですか。

夫婦でコンビニやって離婚するケースって、けっこう多いですよ。

だって、いちばん大変なのって夜勤じゃないですか。お父ちゃんが夜勤に入って、日中はお母ちゃんが入ってなんてことやっていると、完全にすれ違いの生活ですもん。

そんなシフトみたいになっちゃうと、子どもとの時間もないから、遊びにも行けない。

でもさ、それでも稼げればいいとは思うんだけど、悲惨なのは、店が当て込んでいる住民がごっそりいなくなっちゃうケース。

昔、すぐ近くに日産の独身寮が2棟あるコンビニがあったんです。500人近くいたんだけど、不況で独身寮が移転になっちゃって、当て込んでいた客がみんないなくなっちゃったわけですよ。もう、こうなると取り返しがつかない。店開けるときにはさ、本部から金借りて、生命保険とかも入るわけ。売り上げが減っても、開店資金の返済や生命保険の払いは毎月のように容赦なく取られていくわけですから。バリバリと毟り取られる。

春日 まさに、搾取のシステムだね。女衒《ぜげん》レベルの倫理観だなぁ。

座間9遺体事件の急速な冷めっぷり

春日 俺が個人的に気になっているのは、座間9遺体事件［＊2］のことでね。事件の真相とかじゃなくてさ。というのも、真相なんて第三者にはわかりっこないんだからさ。それよりも気になるのは、世間の事件に対する急速な冷めっぷりというかね。

平山 あの事件ってさ、宮崎事件とか酒鬼薔薇事件ぐらいおかしな話ですよ。たしかに、あんまり後追いも深堀りもなかったですね。

春日 俺が思うに、それを世間が求めていないような気がする。

平山 世間自体もですか？

春日 そう。「あれ、どうしたの？」って誰も言わないしさ。もちろん当事者は違うだろうけど、完全に忘れられた事件になっているよね、世間的には。

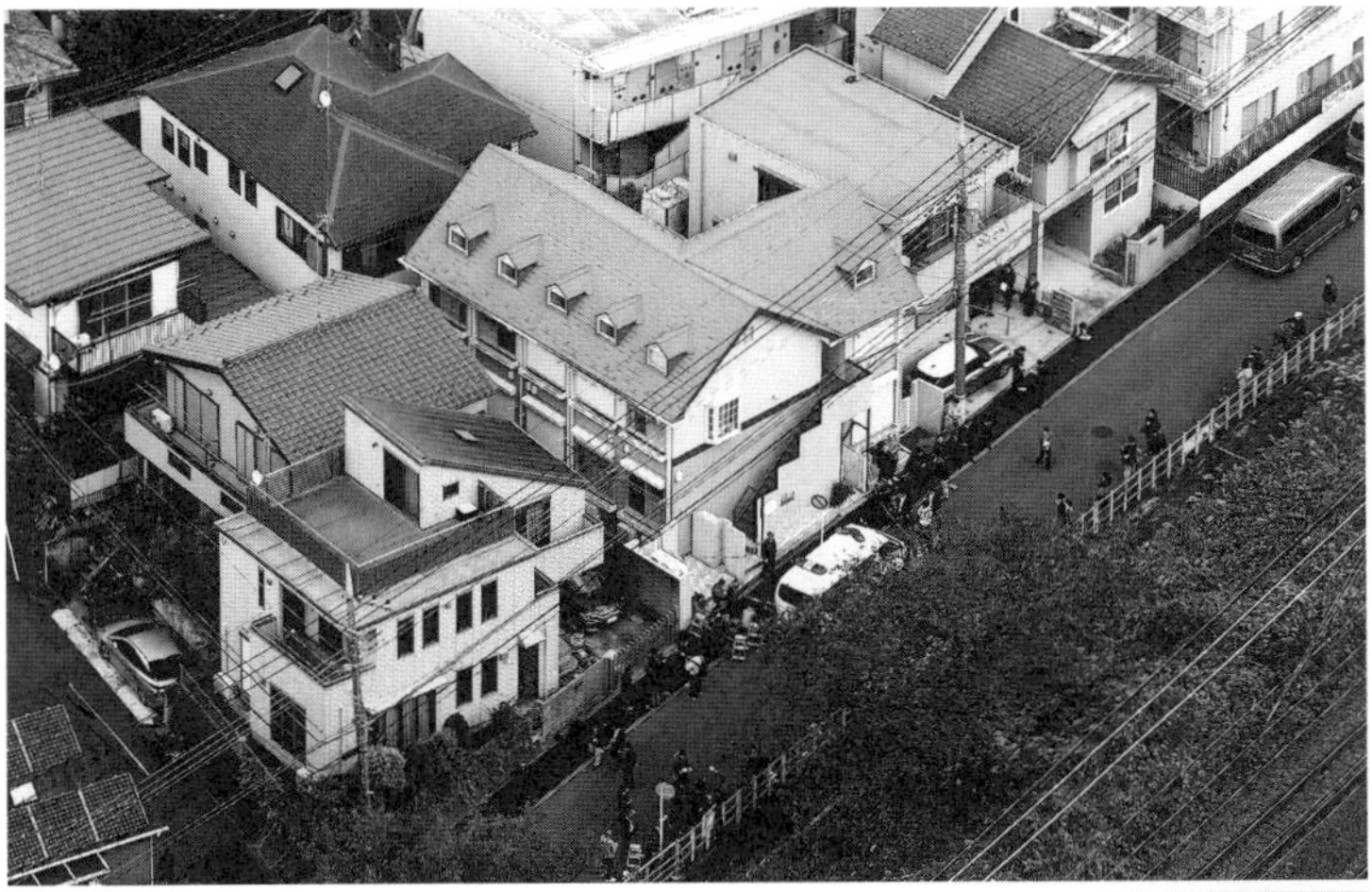

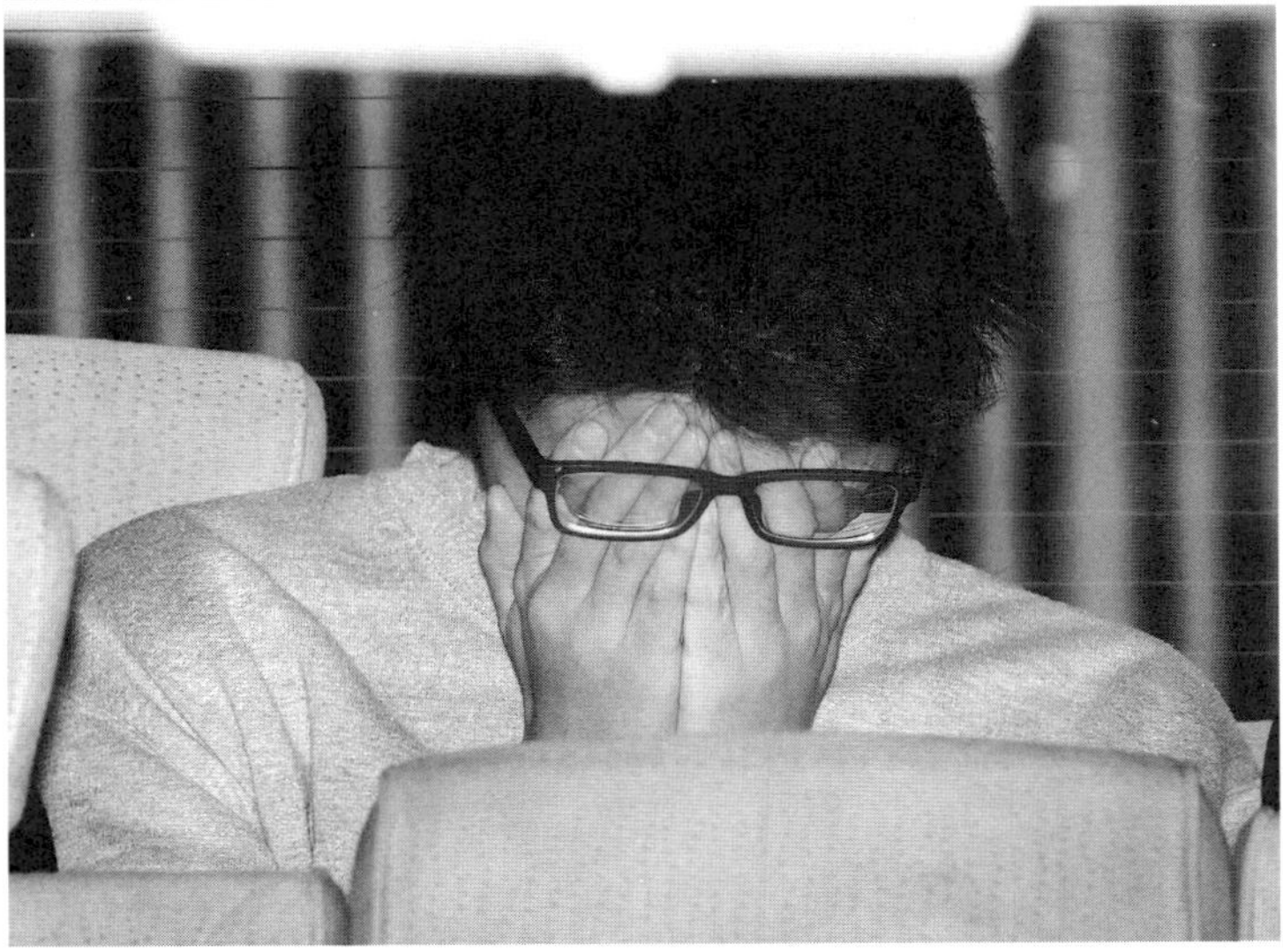

9人の遺体が発見された神奈川県座間市内のアパートと
送検のため高尾署を出る白石隆浩容疑者（©朝日新聞社）

平山 俺は、あれは絶対闇が深いし、危ない事件だと思ってたんだけど、全然言わないですよね。

俺はですよ、今でも思うのは、「ひとりでやれたのかな」ってことです。9人でしょ。9人も部屋に引き込んでやるって、とんでもない根気と労力でしょう。

しかも、現場は広いマンションとかじゃなくて、住宅街にある普通のアパートでしょう。部屋の広さも13平米ぐらい（報道によれば13・5㎡）しかなくて、そんな普通の部屋で遺体の解体なんかできるのかねと、俺は疑問に思うわけですよ。

春日 そうだね。まぁもし本当にやったとしたら、すごい体力と気力だね。それだけの気力があれば、なんでもできるね、絶対

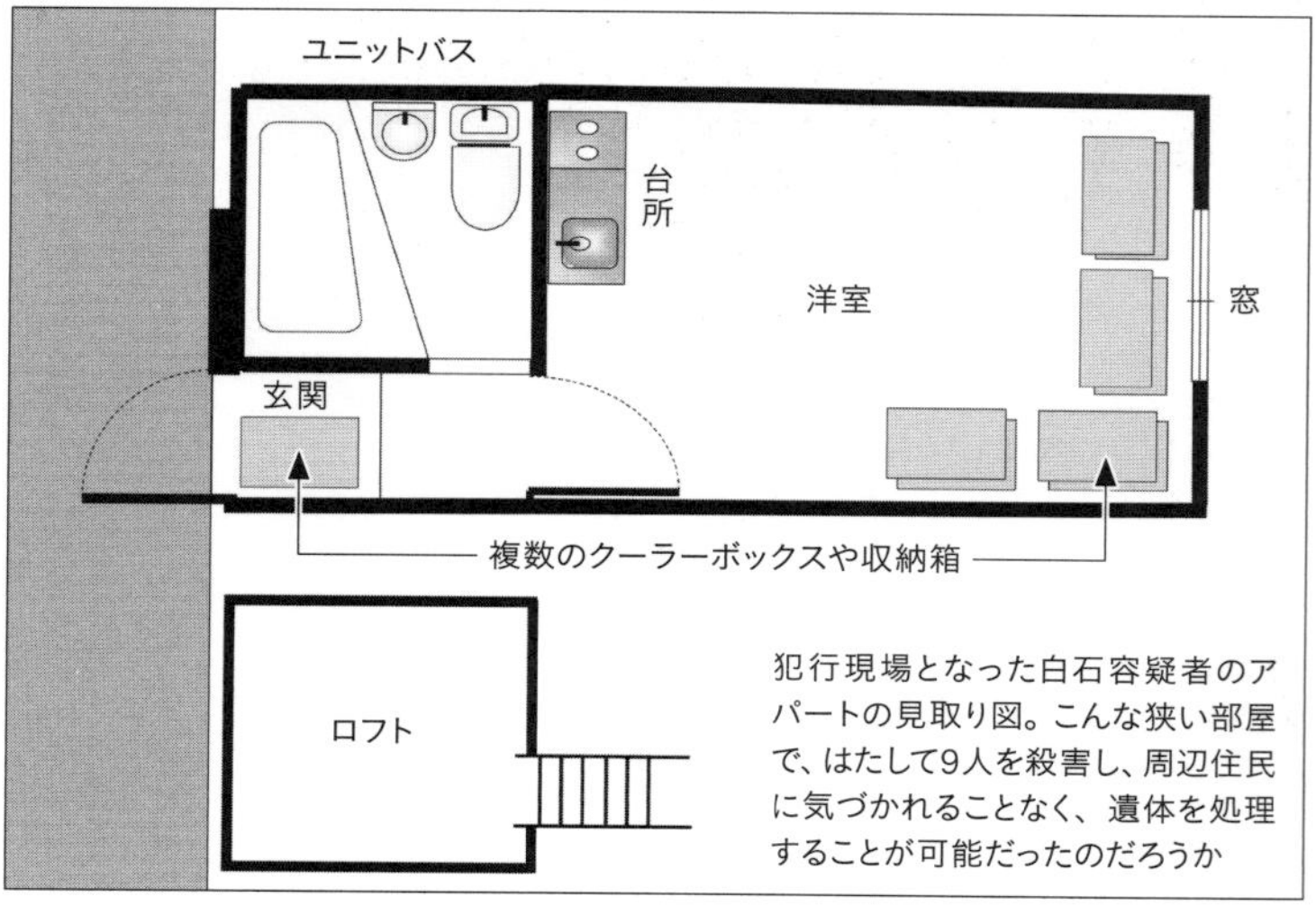

犯行現場となった白石容疑者のアパートの見取り図。こんな狭い部屋で、はたして9人を殺害し、周辺住民に気づかれることなく、遺体を処理することが可能だったのだろうか

に。

平山 そうですよね。でもほら、容疑者の白石は「遺体の一部はゴミと一緒に出した」なんて言ってたけど、人間の重量ってさ、骨の分を差し引いても30～40キロはあるわけですよ、肉だけでも。

しかも、約2ヵ月の間で9人ですよ。2017年の8月に1人、9月に4人、10月に4人殺してて、もう9月・10月なんかは、必殺仕事人並みのペースで殺して、あんな狭い部屋で解体・処理してたなんて、ちょっと信じがたいわけですよ。

もし、遺体の一部を江東マンション神隠し事件（2008年）みたいに、トイレから下水に流したりとかしてたとしても、かなりの量になるわけですから、詰まりとか臭いとか、いろいろと問題が出てくると思うんですよね。その辺りを調べたという報道もないから、どうなんだろうって。

アメリカの連続殺人犯とはスケールも状況も違うけど、住宅街にある現場のアパートと事件の様態がちょっと結びつかないというか、乖離があるような気がするんですよね。

春日 昔、神戸連続児童殺傷事件（通称「酒鬼薔薇事件」・1987年）のときに、東京都の精神保健福祉センターにいたんだけどさ。事件のあとで臨床心理士の学会みたいなのが緊急に開かれて、そこに呼ばれたわけ。いちおう専門家の意見を聞きたいみたいな感じで。

それで、「神戸の事件をどう思うか」って聞かれたんで、俺は「あれは、ただのレアケースでしょ」って言ったのね。そしたらもう会場がシーンと静まり返っちゃって、ドン引きされちゃってさ。

つまり、会場にいた人たちは事件を「時代の病理」とか「心の闇」とか「良心の喪失」というような文脈で解釈したがってたわけだから、俺の「レアケース」発言は余計に滑っちゃって。

平山 「酒鬼薔薇聖斗は、たまたま出ちゃったんでしょう」みたいなことですよね。結局は「どうしようもないじゃないですか」的なことになってしまうんでしょうけど、なんとか解釈というか、理由が欲しかったんでしょうね。

春日 そうそうそう。それも、「時代の病理的な」というやつ。ある種の象徴としてね。それで解釈したいんだろうけどさ、前の本でも話したけど、いまさらそこから読み解けることは何もないわけで。

専門家によるプロジェクトチームが酒鬼薔薇の治療・矯正に当たったっていうけど、その後の彼の行動を見れば、明らかに失敗だったわけだからさ。結局、あの事件も酒鬼薔薇も解明は全然されてないわけだから。

平山 完全に俺たちの理解を超えた存在みたいなところはありますよね。

ということはさ、逆に言うとですよ。もう、俺たちは無意識のなかで、「どこかのアパートで10人ぐらい死ぬさ」って思ってるっていうことですよね、ある意味。

春日 座間みたいな事件が起きても、「ま、そういうこともあるんじゃない」みたいな。

平山 だからそれはね、さっき話に出た多頭飼いと構造は同じだよ。

春日 何か慣れてきちゃって、鈍感になってる！

平山 3人ぐらいだったら、「まあ、ちょっと増やしてるな」ぐらいな感覚じゃない。

春日 いや本当にさ、報道もあっという間でしたよね。あれ年内ぐらい続報があるかと思ってたんだけど。

平山 まず「あんなこと本当に可能なのか」っていう謎がまだあってさ。だって、あの事件、もしあの狭いアパートで全部やってたら、日本犯罪史上でもかなり稀有な事件のはずなのに、報道はけっこうショボかったですよね。

春日 しかも、白石は歌舞伎町の風俗スカウトマン時代の話もチラホラ出てたけど、その辺の後追いもあまりなかった印象だね。

平山 9人もあんな殺され方をしたのにさ、全然後追いが出ないっていうのが変な話だなって。何かそこにさ、触れてはいけない部分があるのかしらと、勘繰りたくなるわけですよ。

春日 何も情報が出ないのは、不思議だよね。隠蔽されているものがあるんじゃないか、って思いたくなる。

平山 みんなネットでつながってるような、こんな時代ですよ。だって隣の住人はなんで気がつかなかったのかって。

何かね、おそらく、事件の関係者とかに、偉い人がいるんですよ、きっと。日本における「ダークマター」ですよ！ 「それは触れてはいけない」って感じで。みんな躊躇しちゃってるんじゃないですか。なんかそんな気がしますよ、俺は。

春日 そうだよね。「首吊り士」［＊3］って言葉も流行んなかったよね。

平山 首吊り士って、頭悪い感じがするな。ゲームのキャラだったらすぐ死んでそうな奴。

でも、たとえ彼が全部ひとりでやった、殺しましたってなったとするじゃないですか。気力というか、殺人して解体する気力って、そんなに持続できるものなんですかね？ 人って何人殺せるんですかね？ 捕まるまでって

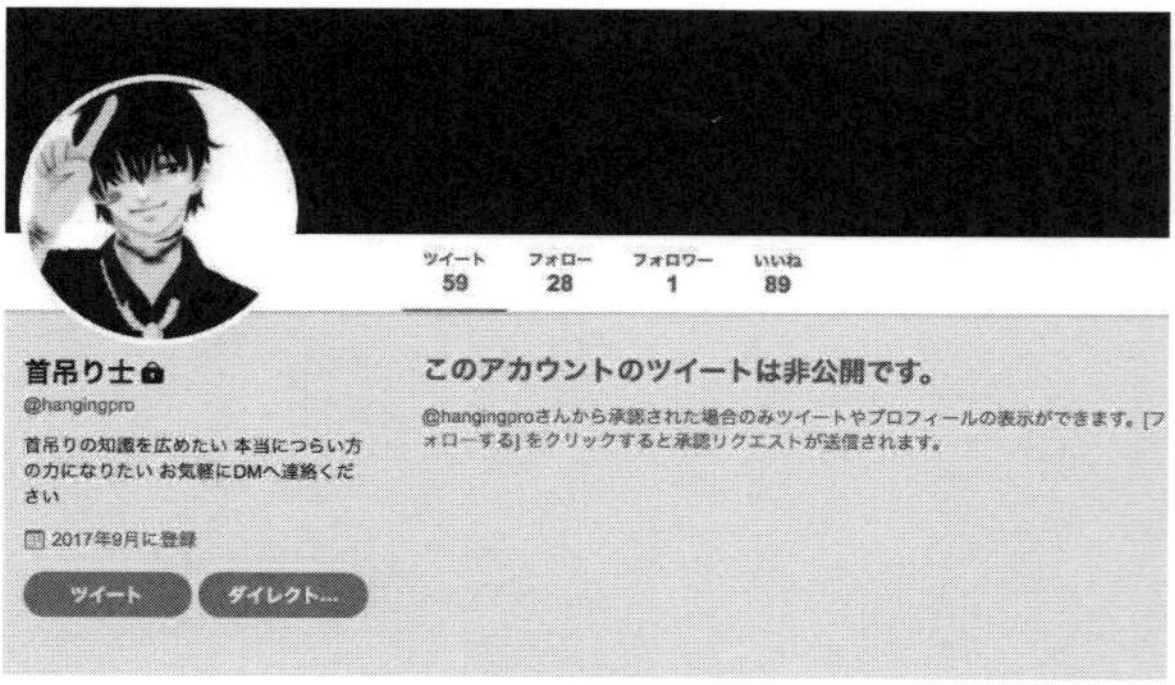

白石容疑者の「首吊り士」のツイッターアカウント。
複数のアカウントを使いわけ、白石容疑者は自殺志願者の女性を
巧みに誘い、部屋に連れ込み殺害していたという

いうのもあるだろうけど、気力が続くもんですかね。

春日 短期間すぎるからね。

平山 そうなんですよ。普通は、半年ぐらい期間が開いたりとかするじゃないですか。かといって白石は殺し屋なんてことじゃないでしょうし……どちらにしても、白石は不気味な感じがしましたよね。

最近は変な事件とかが起こったりすると、ワイドショーとかに精神科医がコメンテーターで出たりするじゃないですか。

でも今「精神科医です」とか言ってテレビ出てるのって、なんであんなポンコツな奴ばっかりなんですか？「どうしようもないよ、こいつら」って感じの奴らばっかりじゃないですか。

コメントなんか聞いてても、立石の飲み屋にいる親父が言っていることと変わんないだろっていうことしか言わないですよね。

春日 まぁね。俺も人のことは言えないけどさ、説得力で視聴者に満足感をもたらす能力は、医者の能力とは違うからね。

それって、一種の「芸」に近いのに、そのあたりを自覚せずにテレビに出たがるっていうのは、何か決定的な勘違いをしているんだろうねぇ。

【注】

［＊1］２０１８年９月、栃木県内のセブンイレブン（フランチャイズ店舗）のオーナーの男性店長による女性客へのセクハラ言動の動画がＳＮＳ上で拡散し、問題となった。メディアでも報じられたことで、親会社セブン&アイ・ホールディングスは、店長側の申し出によりＦＣ契約が解消されたことを発表した。地元で男性店長は「変態セブン」として有名だったというが、２０１８年９月22日、同店舗は閉店した（のちにオーナーが変わり、２０１９年１月に再オープン）。

［＊2］２０１７年10月30日に事件が発覚。神奈川県座間市内のアパートの一室から、当時15歳から26歳の男女９人（女性８人・男性１人）の遺体の一部が発見され、同部屋の住人だった白石隆浩容疑者（当時27歳）が逮捕された。白石容疑者はツイッター上で自殺願望を書き込んでいた女性を「一緒に死のう」などと巧みに誘い出して自室へ連れ込み、殺害したとみられる。
白石容疑者は逮捕後、精神状態などを調べる鑑定留置を経て、「刑事責任能力がある」と判断され、２０１８年９月、強盗強制性交殺人と強盗殺人、死体損壊、死体遺棄の罪で起訴された。
だが、遺体処理の方法など、事件には未解明な部分もあり、いまだ多くの謎が残されている。

［＊3］白石容疑者のツイッターアカウントのひとつ。同容疑者は複数のアカウントを駆使し、自殺志願者の女性を誘い、殺害していた。

第2章

精神科医と作家にとっての「トラウマ映画」Part1

【平山夢明の「トラウマ映画」】

- 『セブン』（1995・アメリカ）
- 『ゾンビ』（1978・アメリカ／イタリア）
- 『シャイニング』（1980・イギリス）
- 『悪魔のいけにえ』（1974・アメリカ）
- 『何がジェーンに起ったか？』（1962・アメリカ）
- 『不意打ち』（1964・アメリカ）
- 『鬼畜』（1978・日本）
- 『ゴッドファーザー』（1972・アメリカ）
- 『ゴッドファーザー PARTⅡ』（1974・アメリカ）
- 『羊たちの沈黙』（1991・アメリカ）
- 『失踪』（1993・アメリカ）
- 『衝動殺人 息子よ』（1979・日本）
- 『オーメン』（1976・アメリカ）
- 『ある殺人者の記録』（2008・コロンビア／メキシコ）
- 『家』（1976・アメリカ）
- 『ヘルハウス』（1973・イギリス）
- 『フランケンシュタインの怪獣 サンダ対ガイラ』（1966・日本）

●『大魔神』（1966・日本）
●『ファーゴ』（1996・アメリカ）
●『バートン・フィンク』（1991・アメリカ）
●『ロブスター』（2015・アイルランド／イギリス／ギリシャ／フランス／オランダ／アメリカ）
●『レクイエム・フォー・ドリーム』（2000・アメリカ）

【春日武彦の「トラウマ映画」】

●『人間魚雷回天』（1955・日本）
●『恐怖の報酬』（1953・フランス／イタリア）
●『レッドライン7000』（1965・アメリカ）
●『股旅』（1973・日本）
●『殺人の追憶』（2003・韓国）
●『脳内ニューヨーク』（2008・アメリカ）
●『泳ぐひと』（1968・アメリカ）
●『ウィッカーマン』（1973・イギリス）
●『ドッグヴィル』（2003・デンマーク）
●『ブリッジ』（2006・アメリカ）
●『籠の中の乙女』（2009・ギリシャ）

「小学生のとき、校長先生の池にピラニアを……」

春日 それぞれトラウマ映画を挙げてみたけれど、ふたりともまったく被っていないね。

平山 そもそも〝トラウマ〟というのは、精神医学的にはどういう意味になるんですか？

春日 「心の傷」と言われたりするけど、俺としては「記念碑」という表現のほうがしっくりくるかな。「世の中はこんなにろくでもないことがあるのか」「こんなに最低な人間がいるのか」「こんなにひどい破綻があるのか」といった事象との〝遭遇〟と〝発見〟だと思うから。

そういう視点で考えれば、トラウマというのはイコール〝記念すべきこと〟であって、そんなにネガティブにぐじぐじと言うことではないんだよ。ＰＴＳＤの人は怒るかもしれないけど。

平山 よく「私、トラウマがあるんです……」と言って、免罪符にする人がいるでしょう。それはその人にとっての、他人には窺い知れない痛みや辛さ、悲しみであって、「そこには触れちゃいけないんだよ」と暗に言われているようなもので。触れることは優しさ知らずで、「道徳的にも感情的にも非常に良くないもの」とされているから、「私、トラウマがあるんです」と言われると、「それ以上、触れちゃいけない」というのが暗黙の了解になっている。逆にそれを悪用している奴もいるような気がしますよ。

春日 そうだよね。

平山 だったら俺はこう言ってやりますよ。「俺、財布で金払うのトラウマだからさ……」。

春日 (笑)。トラウマは本当に人によって違うし、くだらないことでもトラウマだったりする。ただ、ごくまれに、いろいろと意味を秘めていそうなトラウマはあるよね。「虫かごの中に蝶とトンボを入れておいたら、いつの間にかトンボだけになっていた」みたいな、しばらくしてから「ハッ」と気づくようなこと。

平山 ああ、それなら俺もありますよ。

小学生のとき、もらったピラニアを小学校にある校長先生の池に放したんですよ。家では飼えないいし、校長先生の池なら広いし、「いいかな」と思って。

そうしたら翌日、ブルーシートが池の上にかかっていたんです。「えっ!? 何があったの?」と思って聞いたら、どうも「池にいた鯉が全滅したらしい」と。ついでにピラニアも、水温が低いものだから死んでいて……という楽しい思い出はありますよ。「思いがけず」みたいなことって、ありますよね。

春日 こういう人がいるから、外来種が猛威を振るうんだよ(笑)。

平山　そのとき、「良かった」と思ったのは、俺の小学校にはプールがなかったこと。もしプールがあったら、絶対にそっちに入れていたと思うから。

春日　でもトラウマは、素人が簡単に認定できるようなものなんですか？　心が辛くなる経験をしたら、みんなトラウマになっちゃうんですか？　そんなことないでしょう？

平山　その経験を引きずるかどうか、だね。たとえば、「俺はこの映画がトラウマなんだ」というケースは、話のネタになるだけのものでしょう。

春日　人がどんなもので嫌がるのか、苦しむのかを知ることは面白いですからね。

平山　場合によっては、それで人生が変わることもあるかもしれないけど、それはたいがい、なんてことのないもの。記念碑といっても、原爆ドーム級のものがある一方で、しょぼい石がただポツンと置いてあるだけのものもある。

煉瓦の下からおじさんの呻き声が……

平山　俺は、トラウマや〝○○恐怖症〟の類には、2パターンあるような気がするんです。ひとつは、たとえば「蛇」や「先端」といったような、経験をせずに持っている、先天的な感覚みたいもの。もうひとつは、たとえば「閉じ込められて苦しかった。窒息しかけた」といったような、経験からくるもの。

春日 本能に基盤を持つ恐怖と、体験に根差した恐怖、ね。でも嫌な体験をしてもトラウマや恐怖症レベルにはならないほうが多いからねえ。それまではありふれた事象が、ある時点を境に象徴性を持つってことは、ひと目惚れとかインスピレーションに近い作用があるんだろうね。

それって、誰もが詩人である、みたいな話だな。

平山 そういう人たちのなかには、同じ物も見て一方は全然平気なのに、もう一方は気絶したりする人も実際にいるっていうことですか？

春日 まあね。「かに道楽」の看板を見て唾液があふれる人もいれば、『遊星からの物体X』を連想する人もいるわけでさ。だけど、蟹の巨大看板で気絶する奴のなかには「気絶する私、素敵」という、「お前、そこで自己主張してない？」とつい思ってしまうような奴もいる。

平山 よく〝フラッシュバックする〟といったこともあるじゃないですか。

春日 あるね。あれは結局、自分で引き寄せている側面もあると思うな。

平山 だから、最近は大変なわけですよ。

ちょっと事件があったりすると、「子どものメンタルが……」「フラッシュバックが……」

とすぐに言うじゃないですか。それで、「スクールカウンセラーを派遣しました！」となるけど、そんなにすぐバックしちゃうものなの？　と思っちゃいますけどね。

春日　だいいち、子どものころに「あれは、いったいなんだったんだろう」という疑問や違和感、引っかかりを抱えていないと、ろくな人間にならないと俺は思うよ。奥行きがない、薄っぺらな人間になりそう。

平山　昔ね、こんなことがあったんです。

家の近所にあった会社の煉瓦塀が倒れてて、その下で寝ていたらしい浮浪者のおじさんがつぶれていたようで、その横を通ったら、助けを求められたんです。

朝、学校に行くとき、「おーい、おーい」という声が聞こえるんです。よく見るとおじさんが、「誰か呼んできてくれー、おーい」と言っていて。「嘘だろ、このじじい。こいつ絶対悪者だよ！」と思ったから、「俺が近づいたら、捕まえる気だろ」と言ったら、「そんなことしないよー」と言うんです。でも、「俺は絶対騙されねーぜ！」と怖かったから、虚勢を張って学校に行ったんです。

夕方の5時過ぎに通ったら、おじさん、まだいるんですよ。「えぇー!?」って驚いていたら、「……呼んできてくれたのかよ……」「……お、おじさん……もう……死んじゃうよ……」とか言うから、さすがに「これは本当だ」と思って、近所のパン屋のおばさんに救急車を呼んでもらったんですよ。

これもトラウマになると思うんですよね。

春日 そういうことがあっても、〝人が死ぬ〟ことって、ピンとこないというか、よくわからないじゃない。

平山 わからないですよね。

2018年の6月（26日）に、富山市の交番を襲撃して拳銃を奪った犯人が、小学校に侵入して撃った事件がありましたけど、その学校の生徒たちが全員トラウマを抱えるかといえば、そう簡単にはならないんじゃないかと俺は思うんですよ。

だって、俺みたいな小学生もたくさんいるだろうし。

春日 いや、平山さんみたいな小学生はなかなかいないよ（笑）。

平山 ちなみに、トラウマのメカニズムって、解明されているんですか？

春日 「脳の扁桃体《へんとうたい》が……」みたいなことが言われたりするけど、「だから、どうした」という話だよね。

シンプルに、「今、君の心に、原爆ドームがひとつ生まれたね」でいいんだよ。

平山 そういうことですよね。だから、逆にトラウマが勲章にもなるんですよね。

春日 そうそう。

平山「僕は平々凡々に生きてきたように見えるかもしれませんが、実はこんなドラマがあったんです」みたいな、プチ山田太一気分なんじゃないかな。

春日 結局は、不幸自慢だよね。

平山 コンパをやると、妙にしらけた女がひとりいたりするじゃない。「なんでこいつはこんなにつまんねーのか」と思っていると、「……実は私……トラウマがあって……」と始まったりする。そんなものは聞きたくねーとか思っていると、「野菜がダメなんです……」とかさ。そういうのは、自己暗示みたいなものもありますか？

春日 自分で煽ることもあるんじゃない？

怪談作家・平山夢明が恐れる「恐怖のビジョン」

平山 ああ、それで思い出した！　繰り返し見てはゾッとするビジョンって、ありません？

春日 それってプチ依存症になっているね。

平山 俺、たまに遊びでやるんですよ。前は確実に怖かったけど、「俺はまだあれが怖いと思うのか」と思って、頭の中で再現すると、「やっぱり怖い！」となる。

そうなるビジョンはふたつあるんですが、ひとつは、高い場所から、ぴゃーっ！　と落ちること。そこで「死んじゃう」とは思わないんだけど、子どものころに高い場所から落ちて、着地したときに足がジーンとした経験は覚えているからなのか、「ここから落ちたら、どんなジーンが来るんだろう」と思って、ドキドキする。

春日 平山さんだから、「肩から大腿骨が突き出るくらいのジーンかもしれない」とか思ったり。

平山 そうそう。「骨が出てきたらどうしよう」とか。信じられないジーンがくると思うと怖くなるビジョン。でもこれは、最近は見ないんです。

最近見るのは、街灯のない真っ暗な直線の道路を走っているところに、ヒュッと子どもが出てくるビジョン。YouTubeにはよく事故動画がアップされているけど、あれ、かなりテンションが上がるんですよね。

「うわー、危ない」と思って見ていて、グーっとスピードが出ているところに、バッとぶつかるの。ぶつかるのは怖いでしょう? 怖いから、もうぶつかるところから見るの。「ここでぶつかる」というタイミングがわかるからさ。いつぶつかるかわからず見ているのが、ちょっとダメなんですよね。

春日 それは、平山さんのバイクや車の運転経験と因果関係があるのかな?

平山 運転していた当時は、そういう感情はなかったんですよ。

むしろ昔、タクシーにはねられたことがあるんだけど、それからはそういう体験はほとんどなかったし。

春日 そんなことがあったんだ！

平山 4、5歳のころの小さいときですよ。

そのころって、「神様がいるかいないか問題」ってあるじゃないですか。だからちょっと試さなくちゃいけないと思いまして。

春日 え？　どういうこと？

平山 家の近くに鉄工所があって、その横に火事が出ないように、古くから秋葉様のお稲荷さんがあったんですよ。

そこに鏡とお稲荷さんの蔵と、酒瓶と塩の皿があったんですけど、それをごっそり家の裏に持って帰ってきて、割って踏んづけて、小便をかけて、「祟ってみろ！」と言ったら、30分後にタクシーにはねられたんですよ。

春日 4、5歳の子どもがやることじゃないけど、よく生きていたなあー（笑）。

平山 はねられたのはスーパーの前。道路の向こう側にいた友だちが、ゲゲゲの鬼太郎のガムを手に、「おい、ゲゲゲガムが売っていたぜ！」って自慢してたんです。

俺は当時、妖怪博士を自認していたから、「えっ!?　俺の知らないものを友だちが知っているなんて、やばい！」と思って、道路へ走って飛び出たら、バチーン！　とやられて、ヒューッと飛ばされて。

そのころって、怪我をすると怒られたんですよね。「なんでそんな怪我をしてんだ！　ダメじゃねーか！」と。

春日　心配されずに、怒られるのね。

平山　そう、まずは怒られる。だから、車にはねられてこんな怪我をしたら、「大変だ！　やばい！　絶対親父に殺される！」と思いまして。

はねられたとき、体から変な音がしたし、めまいもしたんですけど、親父に殺されたくないから、走って逃げたんですよ。

そうしたら、後ろからタクシーの運転手が、血眼になって、喚きながら追いかけてくるんですよ。「まずい！　俺はタクシーを止めて営業妨害をしたから、運転手が怒っているんだ」と思って、ボロボロになりながら逃げたんです。

春日　運転手が、平山さんを怒って追いかけてきたと思ったんだ？

平山　そうです。それでワンワン泣きながら走っていたら、さらに後ろから、秋葉様のお稲荷さんとは関係のない、別の鉄工所のあんちゃんたちが、「待てコラーッ！」って追いかけてきたんですよ。

どうも俺は、肩が折れて額が裂けて血が出ていたみたいで、それを見たあんちゃんたちが、俺を追っかけるタクシーの運転手を「なんちゅう男だ！」と認識して、ボコボコにぶん殴って蹴り飛ばしているんです。

それを見て俺は、「あー……終わった。もう完全に俺は殺される」と思いました。

春日 神様には謝ったの？

平山 あまり謝らなかった。「まあ俺もこれだけの目に遭ったし」と思いましたから。

そういうことはあったけど、それ以降、はねられることに関しては、別に怖くなかったんですよ。それがここ10年くらいで、ビジョンを見て怖いと思うようになりました。

最近はほかにも、「どこかで物が腐っている」というような夢を頻繁に見るようになったんです。「どこかで誰かが死んだらしい」という場面から始まって、死体の中に蛆が湧いている。今日も見たんだけど、結構強烈だったな。

スイスみたいな場所にある、壁の黄色い家の前を歩いていると、雪のようなものがバーっと降ってくる。雪のようなんだけど、妙に粒子が粗いし、固まっていたりする。しかも、それは臭い。

「どこかで何かが死んでいるんじゃないの？」と話していると、家の窓が、中から破裂するくらい膨らんでいて、そこから蛆虫の塊がブワーッと出てくる。

「あれ！　あの中で絶対に誰か死んでいるぞ！」と言うけど、周りの人は、「そうですか」

とつれない反応をするから、「この村の奴は、みんな頭がおかしいんじゃないか」と思って……という夢を今日、見ました。

春日 平山さんの本に出てきそうな話だけどさ、俺が思うに、死体の額には、『ボリビアの猿』[＊1]と書いてあるね。

平山 あぁー、そうかもしれない！（笑）。たしかに、そうかもしれない！ 大変なことになっているんだよ、村全体が腐って死ぬくらい蛆が湧いているんですよ！ そうか、見ないふりをして放置していたものが、「いよいよこれは放置できないぞ」というところまできたのか！

春日 『ボリビアの猿』が心のどこかで、ずっと引っかかっていたんだね。さすがにそろそろ出さないとね。

平山 そうなんですよね。それがもう「心のどこか」から、普段の俺にまで出てきたんだ。

春日 平山さんでも、さすがに『ボリビアの猿』については、罪悪感はいちおう持っているということだね。

平山 そうですね……って、なんだよー！ 分析してもらっちゃったじゃない。じゃあ書き終わったらこういう夢を見なくなるかもしれないですよね。ちょっと頑張って書いてみよう。実験のためにも。

【注】

［＊1］『小説宝石』誌上で連載されていた平山氏の小説。ここ数年、「ついに刊行か!?」と単行本化が都市伝説的に何度もアナウンスされるも、今なお実現していない。

第3章

精神科医と作家にとっての「トラウマ映画」Part2

『ファーゴ』

★1996年・アメリカ★監督＝ジョエル・コーエン、製作＝イーサン・コーエン★出演＝フランシス・マクドーマンド、スティーヴ・ブシェミ、ウィリアム・H・メイシーほか

平山 どんどん沈み込んでいくようなどうしようもなさが、『ファーゴ』にはありますよね。
春日 小細工をすればするほど、事態がずんずん悪化していく。
平山 そうなんですよね。同作で不幸になっていく奴が、犯人側と仕掛けた側にひとりずついますが、どちらも小市民なんですよね。〝ワル〟ではない。小市民であるがゆえに、底なし沼にゆっくりと沈んでいく。
春日 暴力的な勇気や自己開示なんかがあれば、あんなふうにはならないんだろうなと思うと……自分の中にも小市民がいるからこそ、すごく身につまされるんです。
平山 そう。あのしょぼさに、ね。リアルなしょぼさ。
春日 そうそう。嘘に嘘を重ねていってしまう恐怖が、自分にも重なる部分がありますから。
平山 ドラマ版は現時点でシーズン3までやっているけど、映画版と違うんだよね。
春日 俺は全部は観ていないけど、すごく出来がいいと聞きました。

春日　すごくいいよ。いちばん評価の低いシーズン3が、俺的にはベスト。時代背景が現代ではなく少し前で。

平山　スマホもない時代？

春日　いや、インターネットはある。怪しい組織を調べてダウンロードをしたら、そのとたん、モニターから「カシャッ！」と顔写真を撮られたりしていたから。

平山　ディープWebのようなネットワークに接続するとそうなるんですよね。ディープWebって、結構怖いですよね。

春日　平山さんでも怖いものってあるんだね。

平山　そりゃあ、ありますよ！　先生は接続したことありますか？

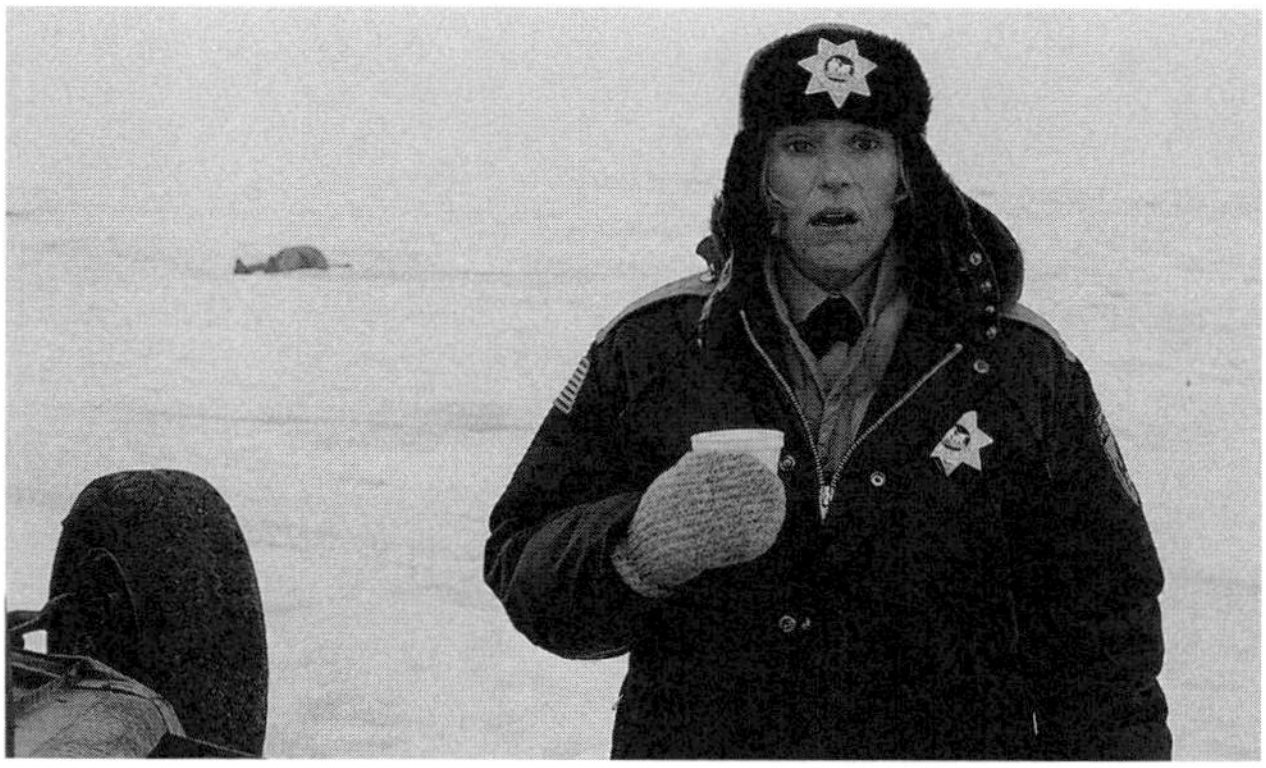

[**ストーリー**] ノース・ダコタ州ファーゴ。多額の借金を負った自動車セールスマン・ジェリーは、借金を返済するためのとんでもない方法を思いついた——自動車業界の大物である義父から身代金をだまし取るため、妻の偽装誘拐を計画。前科者のふたり組に妻の偽装誘拐を依頼するも、ふたりは目撃者と警官を撃ち殺し、連続殺人事件へと発展してしまう……。
映画と同じくコーエン兄弟製作総指揮による新ストーリーのドラマ版『ファーゴ』は2014年からシーズン1が放送され、シーズン3まで放送されている。

春日 ないね。何、そのディープWebってさ。

平山 普通のブラウザからは接続できなくて、「Torブラウザ」という特別なツールを使うと入れるそうなんです。俺も詳しくは知らないんですけどね。

俺の知り合いでディープWebに入ったという奴がいて、そいつがとある掲示板を見ていたら、PCのカメラがいつの間にか勝手に起動していたというんです。

「これ、誰かが撮っている!?」と思ったら怖くなってブラウザを閉じてしばらくしたら、「お前、中途半端にこんなものを見るんじゃないよ」と電話がかかってきたんですって。

すぐに電話を切ったら、今度は音声データが添付されたメールが届いていて、ファイルを開くと自分の家の中の音が入っていたんですって。

春日 俺なんかは、エロ画像や動画が閉じられなくなる仕掛けだけで、すごく怖いもんね。

平山 そういうの、ありますよね。

嫁さんが来たから閉じたいんだけど、閉じることができなくて、「あんた、こんなの見てるの?」なんて言われても困りますよね。

どうもウェブ上には、全世界で約1500億のページがあるそうで、普通の検索エンジンでたどり着ける一般的なページはそのなかの1%程度で、そこから先のディープWebが3割なんですって。

春日 どんどん深くなっていく、深海のような構造になっているんだね。

平山 ディープWebの先には、さらにダークWebがあって。「調べてみる」と話していた俺の知り合いが、あとで「大変なことになった」と言っているんだよね。ディープWebって、ドラッグや武器、ヒットマンの請負までやるって噂もありますからね。

『羊たちの沈黙』

★1991年・アメリカ★監督＝ジョナサン・デミ★出演＝ジョディ・フォスター、アンソニー・ホプキンス、スコット・グレン、テッド・レヴィンほか

平山 まず、〝狂人〟レクター博士の圧倒的な存在感に尽きる。観ているこちらも洗脳されかけるというか、どんどん好きになってゆく怖さがある。この映画が上手いのが、レクターに対して〝変態〟バッファロー・ビルも登場させているところ。

春日 バッファロー・ビルは、みっともなさがあるよね。

平山 徹底していますよね。乳首にピアスをして、股におちんちんを挟んで踊るシーンなんか、演じたテッド・レヴィンに「こいつ、がんばったなあ」と称賛を送りたくなりましたもん。彼はこの作品以降、いろいろな映画に出るようになって良かったと思いましたよ。俺はこの作品を「ジョナサン・デミ監督が撮る」という一報が入った時点で、「ならばレクターはジャック・ニコルソンやロバート・レッドフォードが演じるのかな」と思っていたんです。でも蓋を開けてみたら、アンソニー・ホプキンスだった。正直、「は？　なんですか、それ？」と思いましたよ。

この作品の前の彼の代表作といえば、『エレファント・マン』（1980）で、その前が『マジック』（1978）でしょう？

俺は、腹話術師がだんだん腹話術人形と人格が入れ替わる『マジック』を観て、アンソニー・ホプキンスの「坊ちゃん刈りがクソダサい」と思っていたから、「『羊たちの沈黙』、終わったな」と思っていたんです。

でも実際に観たら、原作と脚本が相当いいし、アンソニー・ホプキンスの、その場を自分のものにしてしまう間の取り方や喋り方が圧倒的でした。

春日 しかも、趣味がいい。俺が初めて狂人に惹かれた映画です。彼は知性が相当高くて……。

平山 そう！　大聖堂や子羊を抱いているクラリスを描いたりしてさ。クラリスと、クロフォード主任捜査官以外は、普通の人が一生懸命頑張っているところもいいですよね。普通の人による連続殺人事件を、まったく魅力なく描いているんです。

まず、つかみから惹かれました。レクターがクラリスを気に入るきっかけとして、クラリスが下品な言葉を放つんだけど、そのディテールの細かさがいい。

ジョナサン・デミは、そういうのが上手いんでしょうね。だって原作では、レクターがいる部屋は、漁師が使うような網が防護ネットとして張ってあるんだけど、映画では、部屋全体の雰囲気が、巌窟王

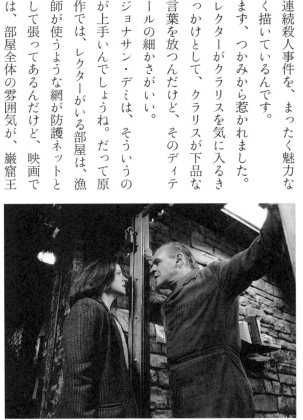

［**ストーリー**］アメリカ各地で若い女性が殺害され、皮を剥がれる連続殺人事件、通称「バッファロー・ビル連続殺人事件」が発生。事件の捜査に任命されたのはFBI訓練生のクラリス。彼女はボルティモア州立精神病院に収監中の連続殺人犯レクター博士と接触し、博士に捜査に協力するよう依頼する。当初は協力を拒んでいたレクター博士だったが、クラリスが過去を語ることを条件に協力を約束するが……。

のような雰囲気になっていて。ただの刑務所の牢屋じゃつまらないところに、そういうセンスを持ってくる。

春日 あと、喋りだけで自殺させるところもいいよね。

平山 あれも巧い！　相手を一晩じゅうなじったら、自分の舌を噛んで飲み込んで死んだ、と。観ている俺らも「あいつは死ねばいい」と思うような奴だから、ちょうどいいですよね。あと、振り切り方が好きだったのが、娘を誘拐された女性上院議員のルース・マーティンがレクター博士と面会して、犯人像の情報を提供されるシーン。

レクター博士「議員さん、娘を母乳で育てた？」

議員「ええ、母乳よ」

レクター博士「乳首が硬くなった？　脚を切断しても脚が痛むのを感じる。娘さんが死んだら、あんた、どこで痛みを感じる？」

っていうやりとりがあるんですけど、「なんちゅうことを言うんだこいつは！」と思いましたよ。やっぱり人食いは趣味が悪いですよね。

原作にもいい箇所があるんですよ。

クラリスとレクターの初対面の前に、ボルティモア精神異常犯罪者用病院の院長チルトンの、小間使いみたいな雑用係アランとのやりとりが、またいいんですよ。

クラリスがアランにコートを渡すと、アランは「あんた、何回ぐらい糞をする?」とクラリスに訊くわけです。

いったい、なんのことだかわからないクラリスは、「え? 何?」と困惑する。すると、「にょろーっと出てくるのかい?」とか「あんたは見るのに邪魔なものがついてないからいいよな――かがみこめば股の間から見えるだろう、にょろって出てくるところも、空気に触れて色が変わるかどうかもさ、そうだろう? なあ、でかい茶色の尻尾が生えたように見えるのかい?」とか言うわけです。

つまり、ちんちんがないから、股の間からうんこがしっぽのように見えるんじゃない? と執拗に迫るところで、「そのコート、自分で掛けるからいいわ」と言うんだけど、「なんて、素晴らしい小説なんだ!」って思いましたよ。

春日 それなのに、レクターの素性を描いた続編が、あそこまでダメになるとは……。

平山 本当に残念極まりない。俺なんて、『ハンニバル』の洋書が発売されたとき、読めもしないのに買って、辞書で調べながら読み進めたんですよ。

しかも、造りが凝っていて、1ページずつ切り開いて読む造りで。

それなのに、あのクソっぷり……。「えっ! 嘘だろ!? 俺、超訳したんだぜ!?」と思いました。それで、「どこか完全に読み飛ばしているか、重要なところが訳せなかったのでは」と思って、その後日本語版を買うと、俺の超訳はそこそこ間違っていなかった……。俺は常々、〝運の同量説〟があるように思うんですよ。つまり、〝運〟はみんな同じ量を持っていて、一度にたくさん使ってしまうとあとでろくでもないことが起こるということ。

「3億円の宝くじが当たると、その後はみんな不幸になる」とかいいますけど、それと同じように、ものすごいものを全力で描いてしまうと、そこで運を使い果たしてしまうのかもしれない。

一生に一度のものすごい物を書くとき、材料は無限にあるわけですよね。生育歴からそこに至るまでの人生での材料がさ。でも、30代で作れば、30年間分はあるわけじゃないですか。でも、1回で出し切っちゃったら、どうなるのか、ですよね……。

『フランケンシュタインの怪獣 サンダ対ガイラ』

★1966年・日本★監督・脚本＝本多猪四郎★出演＝ラス・タンブリン、佐原健二、水野久美、田崎潤ほか

春日 俺はこの映画観てないけど、どこが怖くて、平山さんのトラウマ作品になっているの?

平山 どうしようもない映画で、日本神話の『海彦山彦』の話です。前提として、その前に『フランケンシュタイン対地底怪獣（バラゴン）』（1965）という映画があったんです。フランケンシュタインの細胞を使って、ナチス・ドイツが「不死身の軍人を造る」と言って造ったんです。それを三国同盟の日本が「うちにもちょっとちょうだい！」と言いに来て、培養するんです。最初は赤ちゃんで、言葉は喋れないけどだんだん大人になって、その間に世話をしてくれる女性を好きになる。でも、体はどんどん巨大化するし、最終的にコントロールできなくなって、女性が世話から離れてしまう。そうすると、フランケンの坊ちゃんは「フンガー！」と大激怒して、入れられていた牢屋から脱獄するんですけど、そのときに、手錠で繋がれていた片手を噛みちぎるんですよ。でも不死身だから、噛みちぎった手が動いているというとんでもないシーンも挟まれているんです。子供向けの映画なのに。最後は、女性がマンションで、「どうしているのかしら。脱出したって聞いたけど」と思っていると、マンションの10階から女性を見つめるフランケンの姿が。

［**ストーリー**］相次いで発生した海難事故は、怪物・フランケンシュタインの仕業であることがわかった。自衛隊の作戦によって退治寸前まで追い込まれたフランケンシュタインだったが、そこにもう一体のフランケンシュタインが出現した。二体の怪物は、フランケンシュタインの細胞が分裂したことによって生まれ、海の怪物・ガイラと山の怪物・サンダと名づけられる。心優しいサンダと人間を襲い食べるガイラは、やがて壮絶な戦いを繰り広げる。

女性が「キャー！」と驚いていると、バラゴンが出てきて、やっつけなくちゃいけなくなるんです。で、バラゴンと戦い、地面が揺れて、火山に落ちて「死す！」みたいに終わるんです。

そのときの細胞が、山に残り、川から海に流れ、山に残ったほうは優しいおじいさんに見つけられ、人間が大好きになり「ウホウホ！」と言いながらサンガになった。

一方で海のほうは、ひとりで魚をガリガリ食いながら生きて、ガイラになった。

ガイラは『エクソシスト』のリーガンのように傷だらけで、真っ青で牙が生えている、恐ろしげな容姿。何が怖いかといったら、ガイラが羽田空港に上がってきてそのまま走るんだけど、足が速すぎるんです！ それがすごく怖くて！

それまでの怪獣は走らないんですよね。だいたゆっくりと、「ぐわー！」っと来るの。でもガイラは、全力疾走してくる。それで人間を食うの。

俺がトラウマになったシーンは、ビルの中に取り残された女性の手をつかんで、食うシーン。そして、食った後にバッと服を吐き出すの。

この前、観直したら、服ではなくて女性が手に持っていた花が落ちたくらいのことだったんだけど、子ども心には、「人間の食いカスを吐いたんだ……」と思って、忘れられないシーンになりました。

春日　2014年公開の『クラウン』にも、そういうシーンがあるね。ピエロが子どもに「おいでおいで」と手招きで誘って、子どもを食って、最後は骨をプッと吐き出す。ひどいの。

最初は、家の改装を仕事にしているオヤジが、パーティーに呼ばれた先の地下室にあったピエロの衣装を着たら、みんなに大ウケで。脱ごうとしたら癒着して取れなくなるの。

平山　呪いのお面のように。

春日　そう。それでいろいろと調べるうちに、どうも「子どもを10人食うと脱げるらしい」ことが判明したの。

オヤジの前に着ていたやつはそれでうまく脱げたんだけど、どうやって子どもを調達したのかというと、そいつの兄弟が小児がん病棟に勤める小児科医で、「10人調達、簡単よ！」という感じでね。あれはよかったよ。

平山　食い方にもいろいろありますよね。

俺が好きなのは、肉体に噛み付いて引きちぎるのとかなんですよ。

でも、最近のゾンビ映画は、やたら豚の臓物か何かをかじっていたりして、ピンとこない。

春日　それだと痛そうじゃないもんね。

平山　高校1、2年生のときに初めて『ゾンビ』を観たあとは、1週間ずっとゾンビの夢を見ていましたよ。

道端に人間が植えられていて、それはゾンビがひとかじりしていっていい人間で。ひどいことになっているなあと思いながら、俺は学校に通うんだけど、あるとき道端の人間が、「お兄ちゃん、助けてくれよ」と言うわけです。

彼を見ると、頭がアイスを掬ったみたいな形になっている。

「俺はもう嫌なんだ。あいつら容赦ないんだよ。痛いところに指を入れながらかじったり剥がしたりするんだよ。助けてくれないか？　それか足で、脳の欠けた部分を踏んでくれないか。死ねるからさ」と言う。

困った俺は、「でも、それは法律違反にはならないですか？」と聞くと、「大丈夫だよ」と言うんだけど、「えー、でも僕、専門家じゃないから……」と俺が躊躇すると、「なんだよお前、ふざけんなよ！　人の痛みがわからないのか!?」と言われる。

……そんな夢を1週間見続けました。

春日　平山さんって、基本、見捨てるタイプなんだね。

平山　傍観的なんですよ。

春日　かっこよく言うとね。

『セブン』

★1995年・アメリカ★監督＝デヴィッド・フィンチャー★出演＝ブラッド・ピット、モーガン・フリーマン、グウィネス・パルトロー、ケヴィン・スペイシーほか

平山 狂人の完璧さが良かった。すべて計算され尽くしていて、勝てない狂人が出てきた怖さがありましたね。特に俺は〝暴食〟のデブが死んでいるところが好きで、〝プライド〟の鼻を削られた美女が、「その姿のまま生きていくのか、それとも死を選ぶのか」というところもいいですね。この犯人のジョン・ドゥ（ケビン・スペイシー）とレクター博士は、俺のなかで双璧なんですよね。

春日 平山さんは、監督のデヴィット・フィンチャーは好きでしょ？

平山 その後に撮った『ゾディアック』（2006）は長くてよくわからなかったけど、大好きだと言う人もいますよね。

春日 俺は好きだよ。あの長さにも必然性があったと思うし。『ファイトクラブ』（1999）は、個人的に「うーん」という感じだったけど。

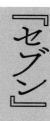

平山　フィンチャーは画づくりも演出も完璧でいいんですけど、杜撰な脚本・シナリオで撮ると、ちょっとねというところがありますね。

でも、「ファイトクラブ大好き！」とか言う奴って「実は俺、心の中に虎を飼っているんだぜ！」と言いたいための表現になっている気がしますね。

春日　たしかにね。飼っているのは三毛猫のくせにさ。

平山　「最高！」とか言うけど、だってあの映画、二人羽織ですよ！

駐車場の監視カメラの映ったシーンを観て、「終わった」と思いましたもん。

それに比べて『セブン』は、すべてが綺麗につながったし、「デブなら食え」と、胃が破裂するまでパスタを食わされるとか、最高ですよ。すぐ側にゲロを吐くバケツまで置かれてさ。

エンディングで、宅急便を開けたらミルズ（ブラッド・ピット）の妻・トレイシー（グウィネス・パルトロー）の首が入っているシーンも撮影したけど、観た人にアンケートを取ったら、「あれはどうかな」という意見が大半だったから、サマセット（モーガン・フリーマン）のリアクションだけで表現したそうですよ。

春日　映像もザラザラしていて、かっこいいよね。

平山　ずっと雨が降っていますしね。ロスがあんなに雨で描写される映画って、ほかにはないんですよ。

雨は、1ブロック全部に天幕をかけて、消防車10台でずーっと降らせていたんですって。そのうえ〝銀残し〟という映画手法を施しているから、映像のなかの黒が、ものすごく濃くなる。つるっとした黒じゃなく、インクをポンと落とした墨汁の黒のように。

春日 漆黒というやつだね。

平山 そうです。そのうえ、エンディングだけピーカンに晴れるのもいい。最高ですよ。俺、たぶん何千回は観ましたよ。どこを聞かれても、わかるぐらい。

なんといっても、この映画はアンドリュー・ケヴィン・ウォーカーの脚本が良かった。

彼はニューヨークのタワーレコードの店

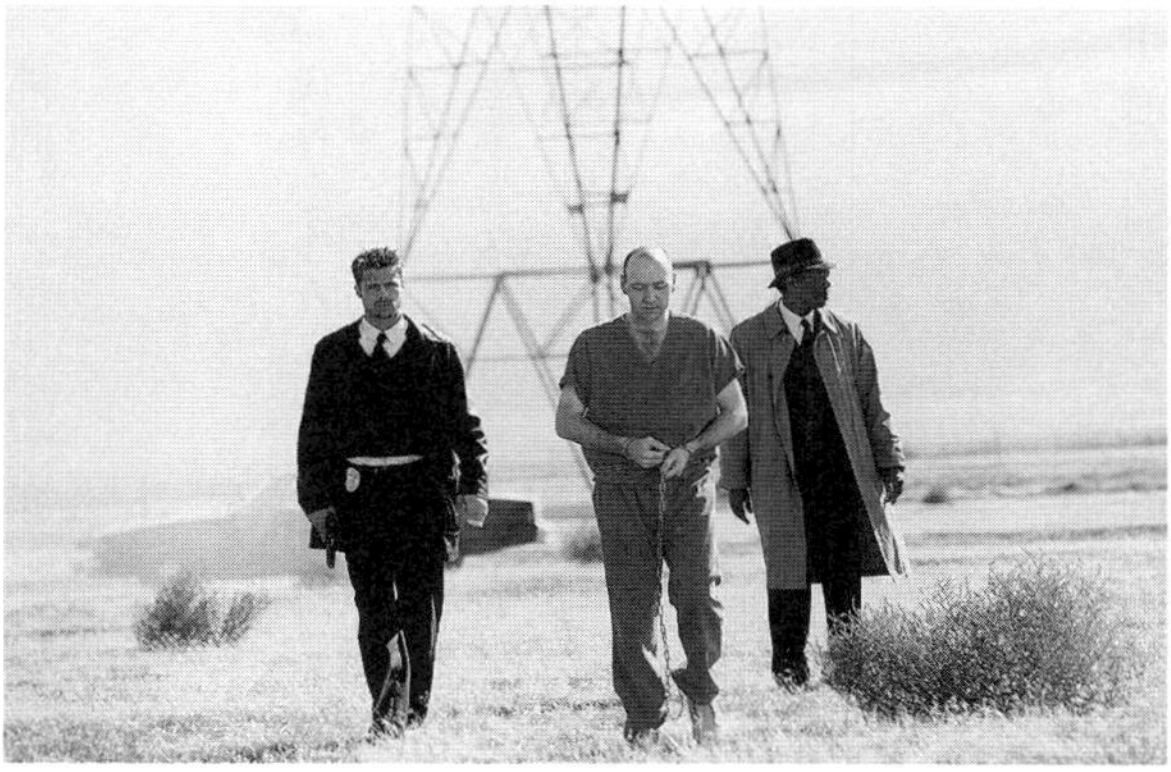

[**ストーリー**]傲慢、貪欲、邪淫、憤怒、貪食、嫉妬、怠惰――キリスト教の七つの大罪になぞられた連続殺人事件が発生。新人のミルズと定年間近のサマセットのふたりの刑事が事件を追うも、浮上した容疑者を取り逃がしてしまい、さらなる犠牲者が出てしまう。七つの大罪になぞらえた犯行も残りふたつとなったとき、突如として、犯人を名乗る男が自首してきた……。

長をやりながら、図書館に通ってダンテの「神曲」とかを読み漁って『セブン』の脚本を書いたみたいですね。
ニューヨークの生活にも辟易しながら、「どいつもこいつもこの街も腐りきっている、洗い流せばいいんだ」って思いながら、怨念が傑作を生んだみたいな感じですよね。

春日 彼は『セブン』のあとって、何か仕事したの？

平山 『8mm』（1999）というニコラス・ケイジ主演のスナッフフィルムを題材にした映画の脚本を担当してますね。全然ダメだったけど。

春日 『セブン』で全部出しちゃったのね。

平山 〝創造的退行〟ってあるでしょう？「幼さのある人間のほうが、物を作れる」という意味の言葉。
それと、創造性に必要なもうひとつのファクターに、〝怒り〟がありますよね。
怒りは原動力になる。幼稚な人間はすぐ怒りますしね。
俺も短編を書くときに、ちょっとしたイライラを、八つ当たり的に書くことがありますから。金を持って満足すると、ヤバイみたい。

春日 鬱屈の末にやっと賞をもらって、ついでに新聞で人生相談の回答者まで始めた車谷長吉《ちょうきつ》みたいなものかな。死んだけど。

平山　その点、フランシス・フォード・コッポラ監督は偉いですよ。『ゴッドファーザー』（1972）でみんなから大絶賛されて、「こんなんじゃダメだ」と全財産を投げ打って、『地獄の黙示録』（1979）を作る姿勢は、立派ですよ。さらにその後も『地獄の黙示録』で築いた全財産を突っ込んで、『ワン・フロム・ザ・ハート』（1982）を作って、今度は本当に破産したんですよね。本当に素晴らしい人ですよ！

『悪魔のいけにえ』

★1974年・アメリカ★監督＝トビー・フーパー★出演＝マリリン・バーンズ、ガンナー・ハンセン、エド・ニールほか

平山　水曜スペシャルの『川口浩探検隊』シリーズ（テレビ朝日系）みたいな感じですよね。まったく文化レベルが違う人種と出会う、という意味で。

俺たちは当たり前のように、「田舎の人は素朴で人がいい」というイメージを持っていて、それなのにえらい目に遭うという恐ろしさ。現代版『食人族』とも言えますよね。

トラウマ級に怖かったのが、トビー・フーパーがしたふたつの〝発明〟。

まずは、エド・ゲインをモチーフにしたレザーフェイスが、白痴でデカい体をして、チェーンソーを持って追いかけてくると、「こんなにも怖いのか！」というところ。鬼ごっこ感覚があるんですよね。

俺が子どものころ、鬼ごっこをしているとき、「最後にこいつを震えるくらい怖がらせよう」と思って、後ろから追いかけるとき、「ワーッ！」と声を出して追いかけたんですよ。そうしたら友達は腰を抜かしたんだけど、俺は「何がそんなに怖いの？」とおかしくって。

そのあとも「ワーッ！」とやっていたら、ゲロを吐いちゃった友達もいてさ。後ろから大きな音がして追いかけられると、人間、危険を察知するみたいなんですよね。

春日 生物レベルで根づいているものなのかもね。

平山 普通、鬼ごっこって、走って逃げればいいでしょう？　でも、声を出して追いかけられると、腰が抜けちゃうんですよ。恐怖で脳がパニックになって、カクンカクンとなっちゃって。

掃除道具ロッカーと柱の間に逃げ込もうとした奴もいて、そいつはバーンと頭を打って倒れちゃって。それで、声出し鬼ごっこが学校で禁止になった。

「鬼ごっこは静かにやりましょう」という、わけのわからない鬼ごっこになった。

『悪魔のいけにえ』はそれに近いなと思った。レザーフェイスはチェーンソーの音をブンブンと立てながら追いかけてくるわけですよ。あれは怖かったね。

春日 しかも音のピッチが変化するのがリアル。

平山 そうそう。昔、トビー・フーパーにインタビューしたときに、「あの場面はすごいですよね。どうやって撮ったんですか?」と聞いたら、「長い直線のように見えるけど、茂みにカーブを4つ作って撮ったんだ」と言っていたんです。

つまり同じところを回って撮っているんですよ。「追いかけられた彼女は本当に怖がっていましたね」と言ったら、「本気で怖がらせるために、『後ろから切られるかもしれないぞ!』と言ってやったんだよ。本当に殺されると思って走っていたんだ」と。彼女は本当に切られると思って狂ったように走り回っていたんですよ。「じゃなきゃ、できないよ」と言っていたよ。そういう現場の臨場感のレベルを超えた狂気感が、スクリーンからこぼれ出している感じがする。

あと、レザーフェイス一家の食卓シーンがあるでしょう。あのテーブルにある食事、全部腐っているんですよ。

撮影現場はテキサスで、2週間くらいかけて撮っているんだけど、映画はひと晩の物語でしょ? だから衣装が変えられない。2週間、毎日同じ服を着て、クソみたいに臭いジーパンをはいている。外気は40度で、照明を当てれば50度以上の暑さのなか、部屋にこもって撮影していたの。

監禁している設定だから、窓を開けっ放しにできないですしね。だから肉料理は腐るし、カットがかかるたびに、臭くて吐きにいく人がいたそうですよ。本当に狂っていますよね！

俺は中学2年生ぐらいの、思春期ど真ん中で観て、ショックでした。ショックすぎて、何がショックなのか観直さなくちゃやっていられないと思って、毎日観に行きましたよ。

春日 それが血となり肉となり、今の平山夢明を作っているんだね。

平山 そうかもしれないですね。

ところで、白痴の狂人って、あの映画で初めて出てきたんじゃないかなと思うんですよ。身長190センチの赤ん坊みたいな存在ですよね。

俺たちが小さいころ、昆虫の羽をむしったり、残酷なことをするでしょう。あいつは、それと同じことをやっているんですよね。

たとえば、女をフックに掛けたあとに、悩むそぶりを見せるでしょう。「いや、悩む前にひと思いに楽にしてやれよ」と思うけど、「困った、お父ちゃんに怒られちゃう」とか悩んじゃう。あのあたりが、たまらなくいいですよね！

春日 トビー・フーパーという人は、まともな人なの？

平山 すっっごい、まともな人です。テキサス大学出身で、頭もいい。『悪魔のいけにえ』を撮った経緯は、テキサスの商工会議所が掘った油田で大儲けして、周囲から「成金」と言われてバカにされて、悔しさから文化事業として行なった映画コンテストに応募したのが、トビーの処女作『エッグシェルズ』（1969）。それがコンテストで優勝して金が入ったから、同じスタッフで撮影しようとなったのが『悪魔のいけにえ』なんです。

レザーフェイス役のガンナー・ハンセンはアイスランド出身で、あんなにガタイがいいのに、大学時代はポエム研究会の部長だったらしいんですよ。

そんな彼に目をつけたスタッフが面接をしたんだけど、最初は「演技に興味がある？」と聞かれ、「あります」と答えた程度だったのに、そのうち「君は、興奮すると自分を抑えられない演技をしたことはある？」とか「かつて脳を患ったことあるか？」とか、「突如激高して我を忘れることがある？」と聞かれて、あとで「変なことばかり聞かれたよ」と言っていたそうなんです。

この映画は、実はテレビでも放送できるように撮影しているんですよね。

直接的に皮膚に刃物を刺したりするシーンがあると、テレビでは放送NGだし、子どもを殺したり、おまわりさんが悪いことをするのもダメだった。

『悪魔のいけにえ』はそういう基準を、実は全部クリアしているんですよね。信じられないけど。

刺しているシーンは1カットもないし、唯一血が出るのは、指を切ってチューチューと血を吸うシーンと、車椅子の男がレザーフェイスに切られて、血しぶきがあがるシーンくらい。それがあんなにも怖くなるのは、編集が上手いからですよ。

女性をフックに掛けるシーンも、背中に刺さっているように見えるけど、実際には、背中にリング付きのベルトを巻いて、壁のフックに吊るしているだけなんです。相当考え込まれていますよ。

レザーフェイスの家は、もともとは清潔なビクトリア調の家だったけど、部屋を全部汚して、ニワトリの羽とホコリだらけにしたんですよ。

あれは美術監督のロバード・バーンズがいなかったら、あのクオリティにならなかったと思う。彼はひとりでずっと考えて作って、レザーフィスの顔も3、4パターン作ったんですって。

最初は〝怒りん坊〟の顔で、食事会のシーンでは、頬にチークを塗り、口紅を塗ってアイシャドウを入れた〝かわい子ちゃん〟バージョン。バカじゃないのと思うけど、とにかく彼が牽引したみたい。

集団心理って、現場にもあると思うんですよ。あの現場に、狂気に近い激情を持った人がいると、周りにも伝播したように思いますよ。

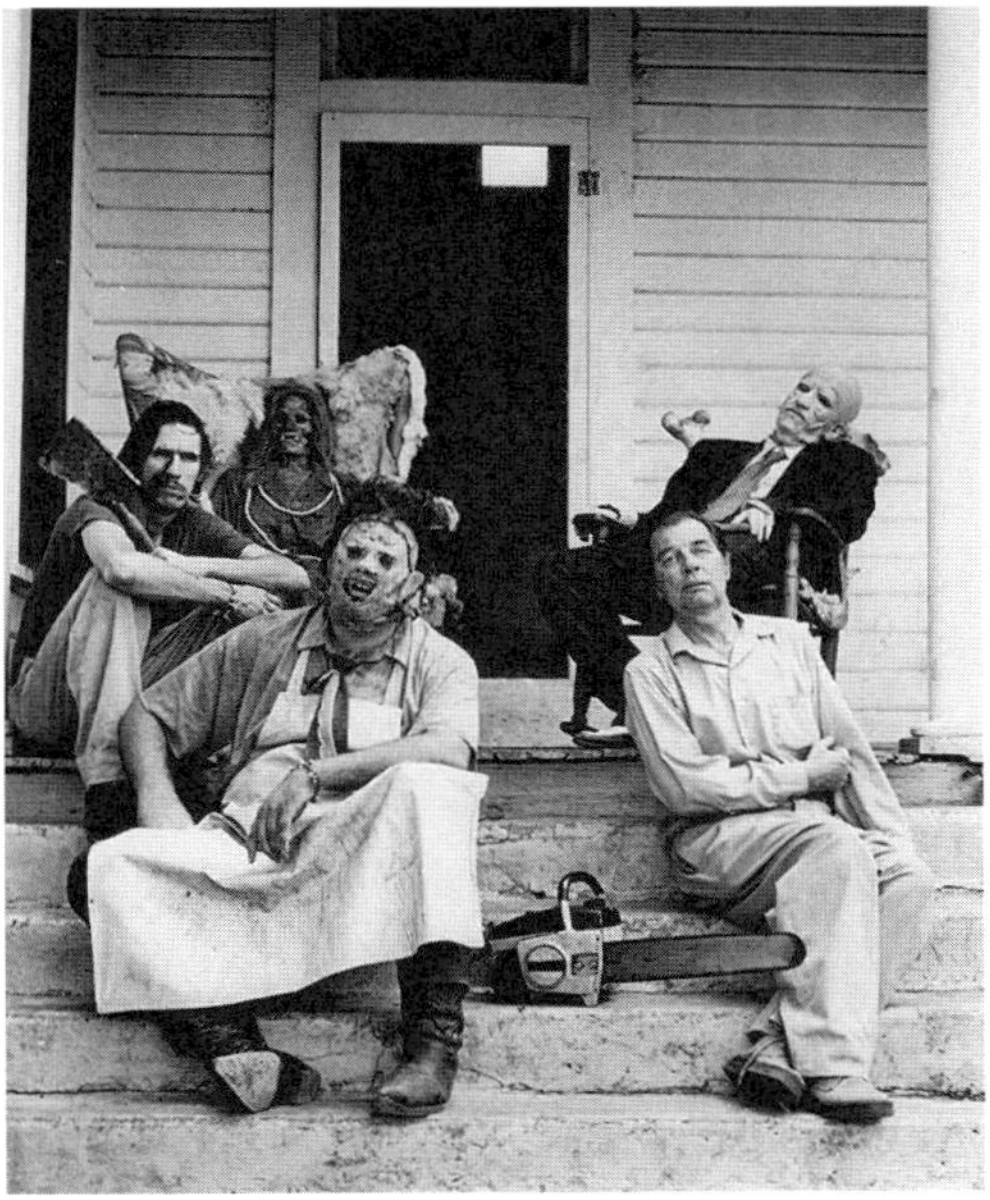

[**ストーリー**]墓荒らしが頻発する真夏のテキサスにワゴン車で訪れた5人の若者たち。ヒッチハイカーの男を途中で乗せたのが、すべての悲劇の始まりだった。男はナイフで襲いかかってくるなどしたため、一行は男を降ろし、ガソリンを分けてもらおうと、とある一軒家に立ち寄る。だが、そこは一行が車に乗せ、ナイフで襲いかかってきた男の家であった。そして、そこは殺人鬼・レザーフェイスが住む家でもあった……。

春日 絶対すると思うな。狂気が狂気を呼ぶような感じだよね。

平山 でも彼らのチームは本当に不遇なんです。テレビの放送コードもクリアしたし、20世紀フォックス、ワーナー、ユナイト、ユニバーサル、大手映画会社すべてに見せたんです。でも、「吐き気がする」と言われたり、のちにディズニーに移籍するユナイトのお偉いさんで、『ゴッドファーザー』を作った社長も、「俺が生きてる間は、この映画は絶対流さない」とまで言われて。そんななか、地元のドライブインシアターや映画館には「上映してもいい。自主的な興行ならね」というところもあり、「それでもいいから流してください」と言ったんです。そうしたら、映画を観た客たちが「ふざけんじゃねえ」なんて喧嘩になって、パニック状態で椅子を壊したりする。500円の入場料をとって、1万円の椅子を壊されるものだから、映画館側はたまったものじゃないですよね。それで上映しなくなってしまって。どうしようもなくなったとき、「俺たちが上映してあげるよ」と現れたのが、コロンボというインディペンデントの配給会社。そこは、世界初のハードコアポルノ『ディープ・スロート』を手がけた会社で、実はマフィアが経営していたんですよね。それで、「俺たちはポルノマーケット持っている」と、『悪魔のいけにえ』をポルノ映画館で上映するんですよ。

そうしたら、すげー客が入ったんです。でも、『悪魔のいけにえ』チームには、一銭も入らなかった。12年間訴訟したけど、最終的には払ってもらえなかった。それから権利を自分たちの元に取り戻したのが、2000年を過ぎてからじゃなかったかな。

だから、ロバード・バーンズは金をもらってないと思う。あんなにがんばったのに、かわいそうに。

結果的に『悪魔のいけにえ』って、悪魔のように呪われた映画だったけど、その一方で、「人類が作った最も恐ろしい映画」としてマスターフィルムが、ニューヨーク近代美術館に永久保存されることになったことには、数奇な運命めいたものを感じますね。

『何がジェーンに起ったか?』

★1962年・アメリカ★監督=ロバート・アルドリッチ★出演=ベティ・デイヴィス、ジョーン・クロフォード、アンナ・リーほか

平山 これはげんなり映画ですよ。まず、どこを切っても幸せになる芽が見えない。トラウマになったのは、「こういうふうに生きてきてしまったら、もう取り返しがつかないんだ」という、人生の取り返しのつかなさの怖さがありますよね。

ベティ・デイヴィスがすごいんです。子役出身で、本来は陽が当たる場所にいたのに、だんだんダメになってくる。

春日 「人生はやり直しができるよ」とは言うけど、彼女はやり直しがきかないじゃない。残るものは、恨み妬み悲しみで、つまり、生きていること自体が不満なんでしょ？

春日 そうだよね。子どもの悲惨な末路って、俺、大好きでさ。子役と腹話術人形には目がないから、これは素晴らしい設定ですよ。

平山 彼女はもう生きていたくないんじゃないのかと思う。生きる唯一の理由は、たとえば、「1分後に褒められるかもしれない」というものすごく確率の低いこと。

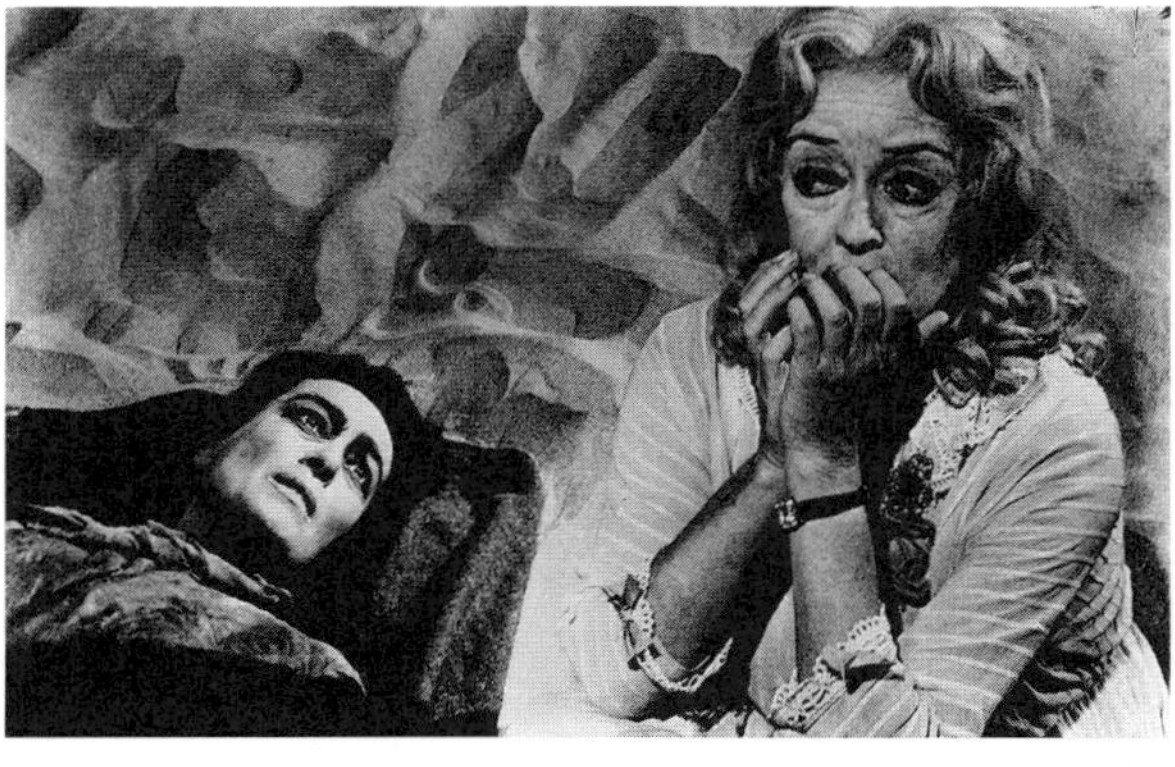

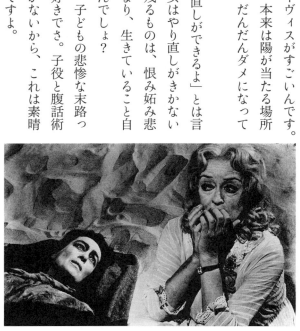

［**ストーリー**］子役スターとして一時代を築いた妹ジェーン。だが成長してからはパッとせず、子役スターも過去の栄光でしかなかった。一方、妹に遅れをとりながらも、実力派女優として名を馳せた姉ブランチ。だが、人気絶頂の最中、ブランチは事故で下半身不随に陥り、以来、姉妹は古い屋敷でふたりきりで暮らす。事故によって立場が逆転したジェーンとブランチ。ブランチを精神的に追い詰め、暴力を振るうことで、ジェーンは自らの鬱憤を晴らそうとする……。

春日 ある種の卑しさがあるよね。

平山 あれは承認欲求なんでしょうね。

春日 そうだね。いじましい承認欲求。

平山 今、世間ではみんながすごく承認欲求を求めているんでしょう？　「いいね」を押すことか。承認欲求は、もともと親から褒められることが原初ですよね。

春日 子どもの場合はそうだね。

平山 次は対先生になって、それがそのうち、どうして世間に向いちゃんでしょうね。

春日 世間という抽象と、親や先生というナマの存在とを同列に置いてしまうところが病理なんだろうね。SNSがそんな錯覚の大きな要因なのは、まちがいないと思うけど。

平山 よく、ツイッターのフォロワーの売買をやっていますけど、俺からすると、犬の糞を金で買うような気がしてならないんですよ。タレントならまだわかるけど、そうじゃない人間がフォロワーの数を金で買うというのは、ちょっと闇の深さを感じますね。

春日 俺はツイッターは絶対にやらないけど、もしやったら、心が弱っているときは絶対にフォロワー数が気になると思う。

平山　「フォロワー数が増えた！」とか、嬉しいのかなあ。

春日　本を出したときに黙殺されたら、相当めげるじゃない？

平山　たしかに！　ただ、売れる・売れないという問題と、「読んで面白くなかった」というのは別のベクトルにあるじゃないですか。

俺の場合は、「自分が面白かったかどうか」が第一にあるわけですよ。人は眉をしかめるような下らない話でも、犬を便所紙代わりにして尻を拭くような話でも、俺が面白いと思えば、一生懸命書ける。当然、そんなものは誰も褒めないとは思いますけど。

承認欲求の強い人は、冒頭で話した、〝トラウマ主張系〟だったりすることもある。「私ちょっと、トラウマがあって……」とか、「私、実は……ここだけの話、発達障害なんです……」とか、いろいろなことを言うんですよ。

春日　発達障害は、たしかにひとつのアイテムだね。トラウマと鬱とを合わせて、三大アイテム。

平山　いますよね。「私、人の名前が覚えられないんです」「人の顔がわからないんです」「人との距離感がわからなくて……」とか。

春日　「そのぶん、天からのギフトがあるんです」と言いたいんだよね。

平山 そうそう。壮大な夢を語ったりする。

春日 単なる欠損とは言わない。

平山 しょうがないから話を聞かないといけないじゃないですか。そうすると、話している途中で涙が出たりするんだよね。初対面相手にですよ?

春日 基本的に初対面で相手にディープなことを明かす奴は危険だよ。『モテる技術』（デイビッド・コープランド、ロン・ルイス著・小学館プロダクション）という本にも同じことが書いてあったから感心したよ。「いきなり自分の出自やトラウマを話すような女はヤバイから、逃げろ」と。

平山 「私、昔兄貴に犯されたことがあるんです」とか。

春日 その本は結構役に立つことが書いてある。たとえば、俺は患者に対して声を使い分けるのね。そっと囁き声で話したりとかさ。そうしたら『モテる技術』には、「パーティーで知り合った女性と仲良くなるには、ひそひそ声で話しかけろ」と書いてあってさ。

平山 それ、姜尚中じゃない！　あの人がおばさんにモテる理由がわかるね。

春日 ひそひそ声だと、秘密を共有し合う雰囲気になるのと、聞き取るために近づくから、物理的に親密な空間ができるんだってさ。

平山　俺は声がデカいからダメだな。道の向こうにいても、「おーい!! 俺だあーッ!!」となるし。もっと囁き声で話すようにしてみよう。なんで俺はこんなに声がデカくなっちゃったんだろう。

春日　大声を出さないとトラックの音に掻き消される、川崎という街で育ったからかな。結局、余裕のある男が求められるってことだね。

『家』

★1976年・アメリカ★監督＝ダン・カーティス★出演＝カレン・ブラック、オリヴァー・リード、ベティ・デイヴィスほか

平山　原題は『BURNT OFFERINGS』で、訳すと「焚いたいけにえ」。オリヴァー・リードとベディ・デイヴィスが出演しています。ある夏の間、大富豪の婦人が住んでいるすごい豪邸に、「彼女のお世話係として3ヵ月ほどいてくれたら、お金をあげる」というので、夫婦と子どもひとりと、夫の母親の一家4人でやってくるんです。最上階に住んでいる婦人は「赤面症が出るから」と一度も顔を見せない。

ある日から、母親は「霊柩車の運転手が、陽が燦々と照る墓場の脇で笑う」という悪夢をずっと見て毎晩うなされる。と同時に、母親はどんどん体が弱っていて、夫が看病しているとき、一緒に幻影を見る。物をひきずっている音がするから、なんだろうと思っていると、廊下からゴロゴロと棺桶を引っ張ってくる音がする。すると、ドアをドーンと突き破って、運転手が棺桶を引いて入ってくる。

春日 本当に入ってくるの？

平山 幻影なんだけど、ふたりとも見るんですよ。で、母親はそれで死ぬわけです。夫のほうは口がきけなくなって、体も変になって、車椅子で生活することになる。

そんなとき、プールサイドで子どもが遊んでいると、プールに入っている水が揺れ出して、子ども

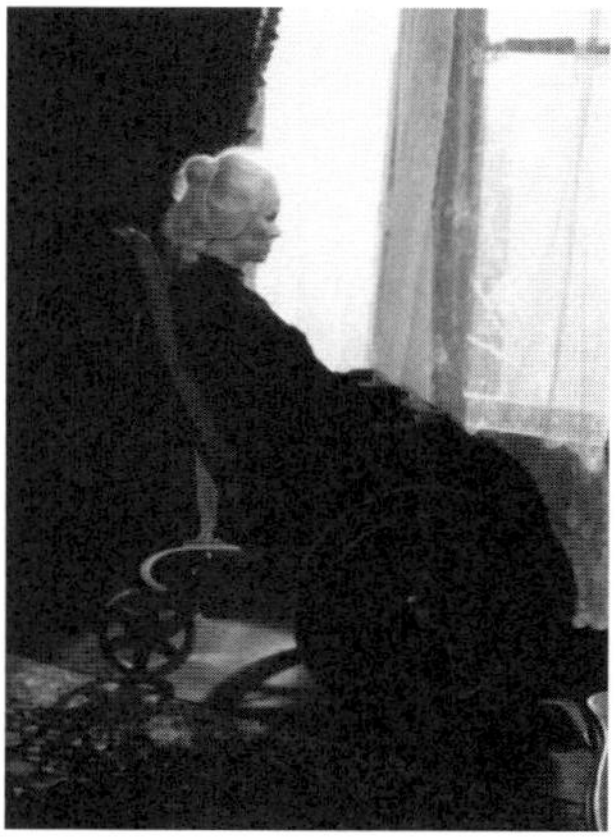

［**ストーリー**］夏のバカンスを過ごすため、古い豪邸を借りようとやってきた一家。家主が提示した貸し出しの条件は、豪邸の最上階に住む屋主の母親へ食事を運ぶことだった。一家は不安に苛まれるなか、伯母が体調を崩し、何かに取り憑かれたように奇行を繰り返す夫。そして、邸内では数々の怪現象が頻発し、やがて驚愕の事実が明らかになる……。

を溺れさせようとする。さすがに夫婦が「この家はおかしい」となって、夫が「もうこの家から出たい」と訴えるけど、妻は「そんなこと言ったって私たち、お金がないじゃない。お世話も一生懸命やっているのに！」と、葛藤がありつつも、なんとか妻を説得して、雨の日に一家は脱出するんです。

でも妻が、「心配だから、最後に婦人に挨拶してくる」と言って家に戻るけど、帰ってこないの。

しょうがないから家の前に車を停めて、子どもを残して、夫は妻を探しにいくんですが、婦人の部屋に入ると、彼女が背中を向けて座っている。

夫が「妻はどこに行きましたか？」と聞くと、こちらを向いたのは、ババアのカツラをかぶった妻で、目つきが魔物のようになっているんです！

次の瞬間、天井のいちばん先端の丸窓から、人間が突き出してくるわけ。

砕け散ったガラスが夫の顔面に突き刺さりつつも走って逃げると、家がボロボロと崩れて、子どもを押しつぶしている。

すると、家の下から新しい家が出てきて生まれ変わるわけです。その後、家の中の肖像写真が映るシーンになると、そこには新たに3人並んだ写真がはめこんである、という……。

これが『シャイニング』の数年前の映画。今思うと、『シャイニング』にそっくりだと思うけど、初めて観た当時はショックだった。CGを下手に使っていないし、キューブリックがやるような、独特のシンメトリックな画角や真っ赤な背景とかがないぶん、生々しくて怖い。

春日 そんな映画があるんだ。

平山 "憑依される"のがトラウマ心をくすぐりますよね。幽霊屋敷ものは総じてそうですよね。『シャイニング』はもちろん、『ヘルハウス』(1973)もそう。

春日 それらに通ずるのが、家の中に、魔のダイナモになっているような乾電池やバッテリーがあって、訪れる人間を取り込んでいく感じがありますね。

春日 精神科でも、家に関する妄想はけっこうあってね。ことに年寄りだと、自分自身の存在と自分の家とを同一視する傾向にある。だから、「家の中に誰かが侵入してくる」とか、「天井裏に誰かがいる」なんて平気で言い出す。世の中に対する恐怖や不安、違和感がそういった妄想に結実するんだよね。狂った脳を頭の骨が包み込み、さらにそれをひっそりと家が包み込み、現実はドアの外に閉め出される。

そして、いつしか狂気と家とがクラインの壺[＊1]みたいな関係性になっていく。

「魔の家」だの「幽霊屋敷」だのに恐怖だけでなくどこか親しみも覚えてしまうのは、無理からぬことなんだろうね。

『鬼畜』

★1978年・日本★監督＝野村芳太郎★出演＝緒形拳、岩下志麻、小川真由美ほか

平山 俺はこれ、ダメなんですよ。児童虐待ものって時点でさ。ずるずるといく感じは『ファーゴ』っぽいし。

高校生のときに初めて観て、すごい衝撃を受けたんです。学校が終わると、「おやじが死にそうなんで帰ります」とか嘘言って部活を休んで、毎日1000円払ってずっと観てました。

いまだにわからないのが、緒形拳が殺したと思った息子が実は生きていたシーンなんですよ。「君を崖から投げ落としたのは、あの人だね？　君のお父さんにされたんだね？」と聞くと、「お父さんじゃないよ。あんなのは知らない人だ」と言って泣くんです。

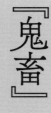

でもそのセリフ、かばったのか、それとも「こんな目に遭わせるような奴は父親じゃない」という心の叫びなのか、明確にしていないんですよね。どっちにも解釈できるようにしたと思うけど、そこがすごく引っかかった。

春日 しかし、それはクレバーな終わり方だよね。

平山 俺は大竹しのぶがダメなんです。なんの演技をするかすぐにわかっちゃうから。そんな大竹がラストに出てきて、余計なことを言うんですよ。男の子が児童施設に送られるとき、おじさんが「坊やみたいな子がいっぱいいるところだから、安心していいよ」と言ってくれるんだけど、大竹は「男の子でしょ。元気出さなきゃダメよ」と言うんです。「はあ？　お前みたいなやつがいるから警察は憎まれるんだよ、とんでもないメス警察だな！」と思いましたよ。このときの忌々しさがあるから、今も好きじゃないのかもしれない。

春日 平山さんは児童虐待には過敏に反応するよね。

平山 『シャイニング』もそうですしね。児童虐待はね、きますよね。忌々しさが。

「可哀想だな」じゃなくて、頭にくるんですよね。やられた側とし

［**ストーリー**］ある日、小さな印刷会社を営む気の弱い男が、愛人から3人の隠し子を押し付けられた。愛人は姿を消し、3人の子どもを引き取らざるを得ない状況となる。残された何も知らない妻は激怒。残された子どもたちは、妻から冷酷な仕打ちを受けるようになる。そして、赤ん坊の末っ子が死んでしまう。末っ子の死は、事故か、それとも……原作は松本清張の小説『鬼畜』。

て見ちゃうんです。『シャイニング』が、最初はジャック・ニコルソンじゃなくてロビン・ウィリアムズに打診しようとしていたけど、ダメになったのと同じように、『鬼畜』も撮影数ヵ月前まで、緒形拳じゃなく「渥美清にやらせよう」と言っていたんです。渥美さんもそのつもりだったけど、上層部が難色を示して、渥美さんも嫌になっちゃったそう。

『復讐するは我にあり』も、最初は渥美さんにオファーしたけど、断られたみたいですよ。

春日 渥美清は、「実はSMが大好き」とかなんだよね。

平山 だって元々、相当荒い人ですもんね。彼は16、17歳のころ、泥棒の親方をやっていたんですよね。あちこちの工場に隅から入っては、銅線とかをかっぱらっては売っていた、札付きのワルだった。渥美さんは、お父さんが左翼系の新聞記者で、戦時中に弾圧に遭って、何もなくなったんです。その後お父さんはアル中になって、渥美さんとお母さんを相当ぶん殴った。それが嫌になり、「親父を殺す」なんて勢いで外に出て、終戦後は上野や御徒町の山のあたりに住んでいた。そこは、浮浪児がいっぱいいて、浮浪児を集めて盗っ人軍団を組んだんです。

そんなことをしていると、刑事にパクられるじゃないですか。そのとき、上野署の刑事に、「お前は絶対ヤクザにも犯罪者にもなれないよ。これ繰り返してると、じきに本物の懲役を食らうからな。そうなったら人生の半分以上は刑務所だぞ」と言われて、なぜかと問うと、「お前みたいな顔の奴を、刑事が見逃すわけがねえだろう。お前の名前の一文字が出ただけで、どこにいるかわかるよ」と。渥美さんは「どうすればいいんですか？」と聞くと、「お前みたいな顔の奴は、役者になるしかねえだろうな」と言われて、それで渥美さんは浅草に行ったんですよ。

春日 刑事は、なんて的確なアドバイスをしたんだ！

平山 すでに半分ヤクザだから、度胸はある。18歳くらいなのに呑んだくれてストリップの合間に出て、得意な白痴の役をやる。顔を真っ白に塗って、口紅をつけて眉を公家のようにして、肩を出して、「お金ちょうだい」と歩き回ると、みんなびっくりして笑うんだって。渥美さんも若かったし図に乗って、稼いだ金でヒロポンを打ってはタバコを吸って酒を呑んで……とやっていたら、結核になっちゃった。それで人生がガラリと変わるんです。

だから渥美さんは、怖い人ですよ。1968年にフジテレビの小林俊一さん（プロデューサー、演出家）と渥美さんが組んで企画した『男はつらいよ』（フジテレビ系）が始まったときは、設定がヤクザだったしね。だから演じるのも簡単だったわけ。

ヤクザの兄貴が帰ってきて、「ふざけんな！」と言ってボコボコにされた団子屋のオヤジが逃げ回るだけという、とんでもない怖い話なんですよ。いつ殺されるかわからないし。

それが、映画版では設定がテキ屋になった。

映画になった経緯は、『私が愛した渥美清』（秋野太作著・光文社）によると、松竹からフジテレビに出向して脚本を書いていた山田洋次さんが、高視聴率だったのに1年も経たないうちに、「寅さんをやめます」と言ったそうなんです。「映画にしますから」と。

フジテレビ側が困惑すると、「もう決まっていますから」と言って、渥美さんを引き上げさせちゃったらしいんですよね。

それで急に終わっちゃったんですよ。寅さん、奄美大島でハブに噛まれて唐突に死んじゃったの。もちろん、抗議の電話がたくさんあったそうですよ。

フジテレビとの関係も、プツッと切っちゃって。相当ひどかったみたいですよ。それが、映画会社がテレビを見下していた時代の話。でもまた、２０１９年12月に寅さんの映画やるんですよね（『男はつらいよ50　おかえり、寅さん』仮題）。

山田さんは、「いやあ、最初の寅さんを始めたときは、こんな企画が通るとは思わなかったですけどね」とか話しているけど、いろいろと真相は言わないですよね。

でも俺は山田さんの映画は好きですよ。『武士の一分《いちぶん》』（２００６）とか。

春日 ハナ肇さんの『馬鹿が戦車でやって来る』（１９６４）とかね。

平山 そうですよ、最初はハナさんとやっていたのに、渥美さんとやり始めたらいっさい使わなくなりましたもんね。なんかありそう。

名匠だからといって、性格がいいとは限らないですもんね。

どうなんでしょう。人間性と作品は、リンクしますか？

春日 別物でしょう。だって、気配りをしていたら面白い映画は撮れないでしょ。

平山 気配りって、作品を作るうえではあまりプラスにならないんですよね。

春日 全然ならないよ。気配りって、つまり平均や中庸を目指すものだから、創造の敵ですよ。

平山 みんなで会議して話し合って作った脚本なんて、絶対面白くないですもんね。そこになきゃならないエッセンスが消えそうだし。

春日 それは結局、妥協の産物にしかならないってことだからね。

平山 でも、普通は成立させるためにアイデアを出していくものなのに。

春日 言葉で説明できない部分にこそ、作品を創る意味が潜んでいるはずだからね。でも、みんなに認識してもらえるのは、説明できる部分だからね、悲しいことに。

平山 そうすると、大事な部分が欠落してしまう、消されてしまう、ということですか。

春日 そう。わかりやすいけど、中身が空っぽのものができあがってしまうんだよ。

『人間魚雷回天』

★1955年・日本★監督＝松林宗恵★出演＝岡田英次、木村功、宇津井健ほか

平山 閉所恐怖症が発動しそうな怖さでしょう。俺は観ていないですけど、面白いですか？

春日 いや、ひたすら重苦しくて息苦しい。画面はモノクロで、ナレーションは昔の日本映画特有の、妙に平べったい節回しでさ。主演は木村功です。

平山 出撃するんですか？

春日 するよ。カタルシスはゼロだけど。これ、親父に映画館に連れて行かれて観たんだけど、「子どもに観せるものじゃねえだろう」と思ってさ。ある種の反戦映画に近いんだろうけど、『はだしのゲン』的なエグさがないぶん、なおさらボディ・ブローがじわじわと……。内容は、戦争真っ只中で、人間魚雷で出撃する訓練を海辺でしているというだけの話。まず訓練生がハッチを開けて回天の内部を覗くと、予想以上に狭苦しくて、みんな「えーっ」という顔をして、たちまち暗澹とした空気になる。以後ずーっとそのトーン。

最終的に3人が出撃して、2人は敵艦を撃沈させるの。

平山 どういうシステムなんですか?

春日 伊号潜水艦の背中にくっついていて、敵を発見すると潜水艦から乗り移って、水中から出撃していくの。

平山 自分で操作するんですか?

春日 そうだね。たったひとりで死に向かう。

平山 ひどいね。

春日 操作といっても、視界も悪いしね。

平山 先端に爆雷がついていて、敵にぶつかると……自爆するわけですもんね。

春日 もちろん。で、ふたりはうまくぶつけるんだけど、主人公格の奴が出撃したら、すでに亀裂が入っていて、中に水が入ってきて途中で沈んじゃうの。

平山 浮力が足りなくなって。

春日 そう。動きが取れないし、脱出もできないし、水嵩はだんだん増していくばかり。海水が胸のところまで浸入してくる。本人は覚悟を決めて、短い日本刀を取り出して自決するのかと思ったら、そんなことは

[**ストーリー**]太平洋戦争の末期、海軍の基地では戦況を挽回すべく、訓練が行なわれていた。海軍は、開発した特攻兵器である人間魚雷「回天」の特別攻撃隊を編成。攻撃隊の大半は若き兵士たちであり、彼らは若さゆえに、さまざまな葛藤を抱えながらも、戦争は彼らを死地へと誘っていった……回天特別攻撃隊員津村敏行の手記がベースとなっている。

せず、潜望鏡のところに「十九年十二月十二日二五時三〇分　我未だ生存セリ」と彫るの。そこで終わりになるんだけど、実はプロローグで、とっくに戦争が終わった現代の海中にカメラが入って、ぐちょぐちょに腐食した人間魚雷の残骸を映すんだよ。で、潜望鏡のところに文字が彫ってある。冒頭とそうやって繋がるんだけど。まあ身もふたもないわけです。

平山　その人は溺れ死んだんですか？

春日　溺れ死にの、犬死に。しかも、海の底でひとりぼっち、身動きもままならない状態でゆっくりと死んでいった。

平山　ひどいね。訓練は過酷なんですか？

春日　過酷というほどでもないけど、やっぱり死を前提としているという恐ろしさがある。とにかく嫌な感じなの。そもそも主人公は大学出のインテリなんだけど、成り行きで回天の特攻員にされてしまう。感情を押し殺して黙々と訓練を重ね、いざ出撃してみたら、今度は水漏れで戦果も挙げられぬままひっそりと暗い海底で朽ち果てる。すべてが成り行きに従って、粛々と、彼は最も苦しい死に方へと導かれていく。人間が負わされた「無力さ」というものが、あまりにも露わに示されているようで、言葉を失うんだよ。おまけにそれが海中の残骸を介して今現在に繋がっている生々しさが、俺を捉えて離さない。

平山 絶対にこんな死に方したくないと。生きたままじわじわ死ぬのは嫌だと。

春日 うん。でも俺自身、結局は何やら悲惨な運命へと、導かれるように毎日一歩ずつ歩んでいるような気にさせられるんですよ。じわじわとね。

『レッドライン7000』

★1965年・アメリカ★監督＝ハワード・ホークス★出演＝ジェームズ・カーン、ローラ・デヴォン、ゲイル・ハイアほか

春日 俺が中学2年生のとき、スロットレーシングが流行っていたころに上映された映画。『レッドライン7000』って、「車の回転計が振り切れるのが7000」というところからきていて、アメリカのストックカーレースの話なの。内容はすごくくだらなくてさ。

平山 「スピード命の若者」みたいなやつですか？

春日 そうそう。「恋とスピード」みたいな。スリル・スピード・セックスってやつね。

中学生だから車が走るのが見たくて観に行ったんだけど、ラストでレース中に大事故が起きて、主人公も巻き込まれて大丈夫だろうか？　みたいなところでいったん終わるんだよね。その後、主人公は、「実は今でも元気にカーレースをやっています」という明るいナレーションが入って、にっこりしながら運転しているところが真正面から映るんだけど。片手が……フック船長のような義手になっていて。俺、すっごいショックで。

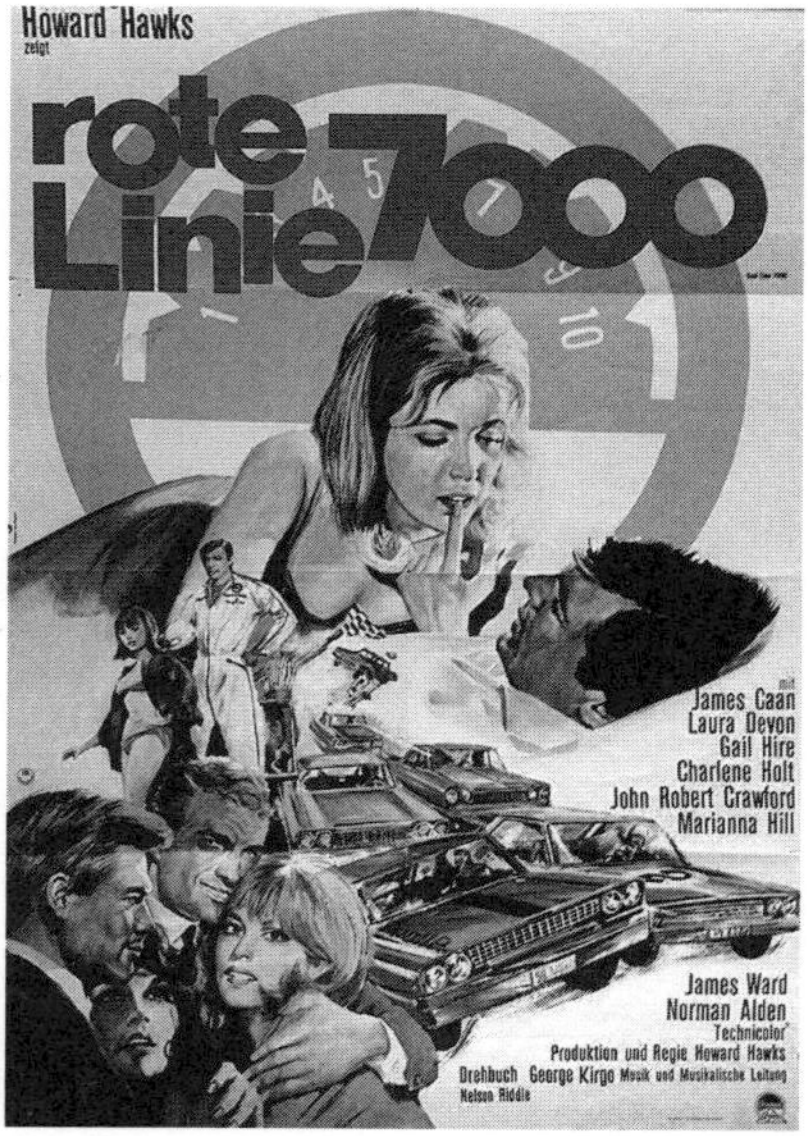

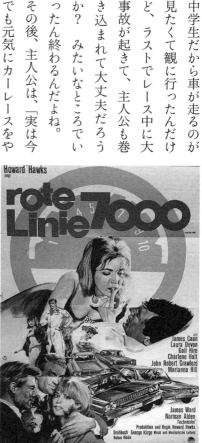

［ストーリー］ストックカーレースマシンを操り、スピードに命を賭ける3人の若いレーサーたちの生き様と彼らに恋する女たちの物語。ストックカーのブームはこの映画がきっかけとも言われている。

平山　「こいつ、手がなくなっちゃったよ！」と。

春日　そう。にっこりしながら。「全然トーンに合ってねえじゃねえか！」と。

平山　春日少年は、ホッとしなかった代わりに、ぞっとしたんですね。

春日　そうそう。だって、それまでが「恋とスピード」なのよ？

『股旅』

★1973年・日本★監督＝市川崑★出演＝萩原健一、小倉一郎、尾藤イサオほか

春日 この映画はダイレクトに怖いわけではないんだよね。まず冒頭、「お控えなすって」と、常田富士男と尾藤イサオの口上が入るんだけどあれが変でしょ。異様さがある。

平山 とんでもなく長いんですよね。延々とやるんですよ。すぐお控えないんだよね。「どうしてもお控えないなら俺が言います」みたいな感じで、萩原健一がやってきますしね。

春日 脚本は谷川俊太郎で、確信犯でやっていると思うんだよね。わざと、ある種の違和感で圧倒させたように思う。実はあれがリアルなんだよって。

平山 結局あれは、俺たちがテレビで観て普通に知っている『股旅』ではない股旅なんですよね。

春日 そう。異形のもの。近代以前には恋愛なんて概念はなかったとか、かつて子どもは「労働力としての小さな大人」としか認識されていなかったとか、そういった根源的な異形

さを感じさせるんだよね。

平山 強くもないし、ものすごくダサいですしね。

春日 最後、石に頭をぶつけてころっと死ぬしさ。

平山 「まったく意味のない生」という感じですよね。俺はこの映画の、ダメさが好きですけどね。

春日 ダメで、異物感満載でね。

平山 全然嫌いじゃない。物語としても、作品としても。

春日 ただささ、バランスが悪いよね。

平山 完成形を考えていない気がするんですよね。言うなれば、アクを抜いていないスープで作ったラーメンみたいな感じ。

春日 それが、市川崑だよね。

平山 そう。味がある。あの人、カットが変でしょう。プツッと、「切ってますよ」というカットじゃないですか？　そのあたりがいいですよね。岡本喜八はカットが上手いから自然に見えるけど、市川さんはそのあたりをわざとずらすから。でかい声で言わせる必要のない、「あっそうですか」とか、いらないいじゃんと思うけど、

［**ストーリー**］やくざの世界で名を上げようと、生まれ故郷を飛び出した源太、信太、黙太郎の３人の若者たち。だが、その期待とは裏腹に彼ら３人を待っていたのは、厳しい現実だった。食うことにも困り、流れ流れた３人は、二井宿・番亀一家の世話になることになったが……。

やるもんね。あのリズム感の悪さがいいですよね。

『殺人の追憶』

★2003年・韓国★監督＝ポン・ジュノ★出演＝ソン・ガンホ、キム・サンギョン、パク・ヘイル ほか

春日 平山さん、嫌いなんだよね、これ。

平山 「まだ未解決だ」みたいな終わり方の映画ですよね。連続殺人の話で。

春日 そう。「まだ犯人はいるんだ」という、終わらせ方の気持ち悪さがある。俺は平山さんと違ってさ、どうも未解決が好きみたい。

平山 2017年公開の実話を基にした映画『ウインド・リバー』もそれに近いですね。ネイティブアメリカンの保留地で起きた殺人事件の話。カナダの国境に近いような寒い場所で、東京都の何倍かの大きさの土地に2万人ぐらいのネイティブアメリカンがいるんだけど、おまわりさん6人で見ているんですよ。最後、事件はそれなりに解決するんです。でも、ナレーションが流れるんだけど、「ネイティブアメリカン女性の失踪者に関する統計調査は存在しない。失踪者の数は不明のま

までである」と。「えっ！　何それ……!?」ってなりますよね。

だって、その前に散々女の子が拉致されて殺されたりしているんですよ？　なのに、「統計はない」って、すごくないですか？　「ネイティブアメリカンの保留地ってそんな目に遭っているの？」って、ちょっとぞっとしました。

ネイティブアメリカンの保留地には部族警察というのがいて、そこに入れるのはＦＢＩだけなんです。でもＦＢＩが入ったところで、ネイティブアメリカンが本音を言うわけがないんですよ。だから、誰がどうアプローチして何をしても、鑑識道具を持っていっても、雪山だから雪が降ってしまえば何もわからない。

そんな、どうせ何もわからない場所だから、２万人ぐらいの治安維持を部族警察６人に任せているわけ。彼らも生活があるから、そんなに危ない目には遭わない程度に仕事したいしね。

ネイティブアメリカンの保留地で女性がいなくなった場合、家出なのか事件なのか、あえて問わない。失踪者はかなりいるけど、その詳細なデータは取っていないんですって。防寒着を着ずに８００メートルも外に出れば、肺の中の血液が結晶化して血を吐いて死ぬような寒さの場所で、かなりの数の人間が自発的にひとりでどこかに行くわけないじゃないですか。それなのに、統計を取らないって……ぞっとしましたよ。

そういう意味では、「未解決」とすることで余韻が残りますよね。

春日 宙ぶらりんで居心地の悪い感じが、今現在の世の中のあやふやさを炙り出しているような手応えだよね。

韓国の3大未解決事件っていうのがあるけど、あれもみんないいよ。『カエル少年連続殺人事件』とか。

平山 政治の手が及ばないと、そうなりそうな気がする。

『殺人の追憶』の時代背景も、80年代後半ぐらいだから、ちょうど政治的にも政権が独裁体制だったころじゃないかな。

春日 いい加減な感じがあったよね。

平山 全斗煥政権のあとですかね。

春日 そうだね。

平山 民主化運動があったり、光州事件［＊2］のあとかも。

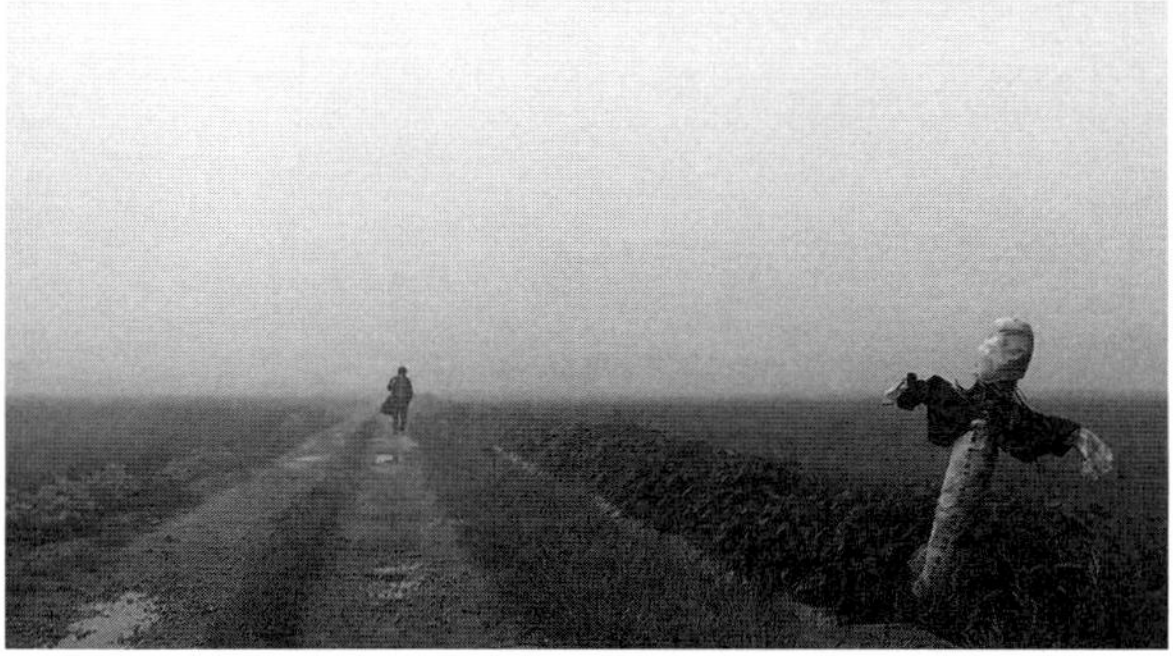

［**ストーリー**］1986年、ソウル近郊の農村で若い女性の変死体が発見された。女性は強姦されており、以降同様の手口による殺人事件が発生する。特別捜査本部が設置され、地元警察の刑事とソウル市警から派遣された刑事らにがこの難事件を追うも。有力な手がかりはつかめず捜査は難航。そんななかついに有力な容疑者が浮上する……1986年から1991年にかけて10名の女性が殺害された「華城《ファソン》連続殺人事件」が映画のモチーフとなっている。事件は未解決のまま、2006年に公訴時効が成立した。

不思議なのは、日本で戦時中の連続殺人ものってあまりないですよね。俺、やってやろうかな。戦時中に爆弾が落ちるなか、人を殺して回っている男の話。面白いかなと思って。

春日 戦時中の殺人事件ものは、森谷司郎の『首』（1968）があるね。脚本は橋本忍。警察の拷問で殴り殺された事件が隠蔽されそうになったのを、熱血弁護士が「これは殺人だ！」となって、土葬されているから司法鑑定のために墓を掘り起こして首だけを持って東京に戻ってくる。

平山 かっこいいじゃないですか！

春日 原作は弁護士の正木ひろしで、同名役の主演が小林桂樹。結局それも、戦争のうやむやでダメになってしまうんだけど。
ホルマリン漬けにされた首は空襲で失われてしまうし。
いったん話が終わったあとに、「だけど今でもその弁護士は頑張っています」という話になってさ、弁護士が弁論しているシーンが映る。「だから、これはこういうふうにやったんです」と、いきなり、木でできた首をヌッと出して、ナタで切りつける。本気で切りつける。それがモノクロでいい迫力でね。でも、内容的にはいろいろと引っかかったようで、いまだにＤＶＤ化されていない。

平山 もったいないですよ、それは！　素晴らしいのに。

『ブリッジ』

★2006年・アメリカ★監督＝エリック・スティール

春日 これは、よくもまあ撮ったもんだという映画だね。カメラは定点で置いていたんだよね。

平山 サンフランシスコのゴールデンゲート・ブリッジって、観光名所だけど、本当によく飛び降りるんですよね。

春日 だけど、飛び降り自殺の詳細を知りたいと思っていても、定点観測を実行する監督、「お前が怖いよ」と言いたい。

平山 気持ち悪いですけどね……華厳の滝や高島平団地を、ずっと撮っているのと同じですもんね。

春日 そうそう。

平山 たしか、『エイリアン』の監督のリドリー・スコットの弟のトニー・スコットも自殺したでしょう。別の橋から。

春日 これまで「何人飛び込みました」というカウントは出していないんだってさ。「いよいよ

1000人目です!」とか言うと、「俺が!」と言って我先に来ちゃうから。

平山 カウントダウンしていて、1000人目が飛び込んだあと、「あ、すいません! 数え間違えました」と訂正すれば、絶対やらないと思う。ああいうところから飛び降りるのは、〝場所〟があるんですよね。

春日 あるみたいだね。必ず陸へ向いた側に飛び込むみたい。海側に飛び込む奴はいないそう。

平山 誰かに見てほしいと思うのかしら。

春日 そうだね。

平山 飛び降り自殺って、数が固まるときがあるよね。

春日 連鎖するよ。

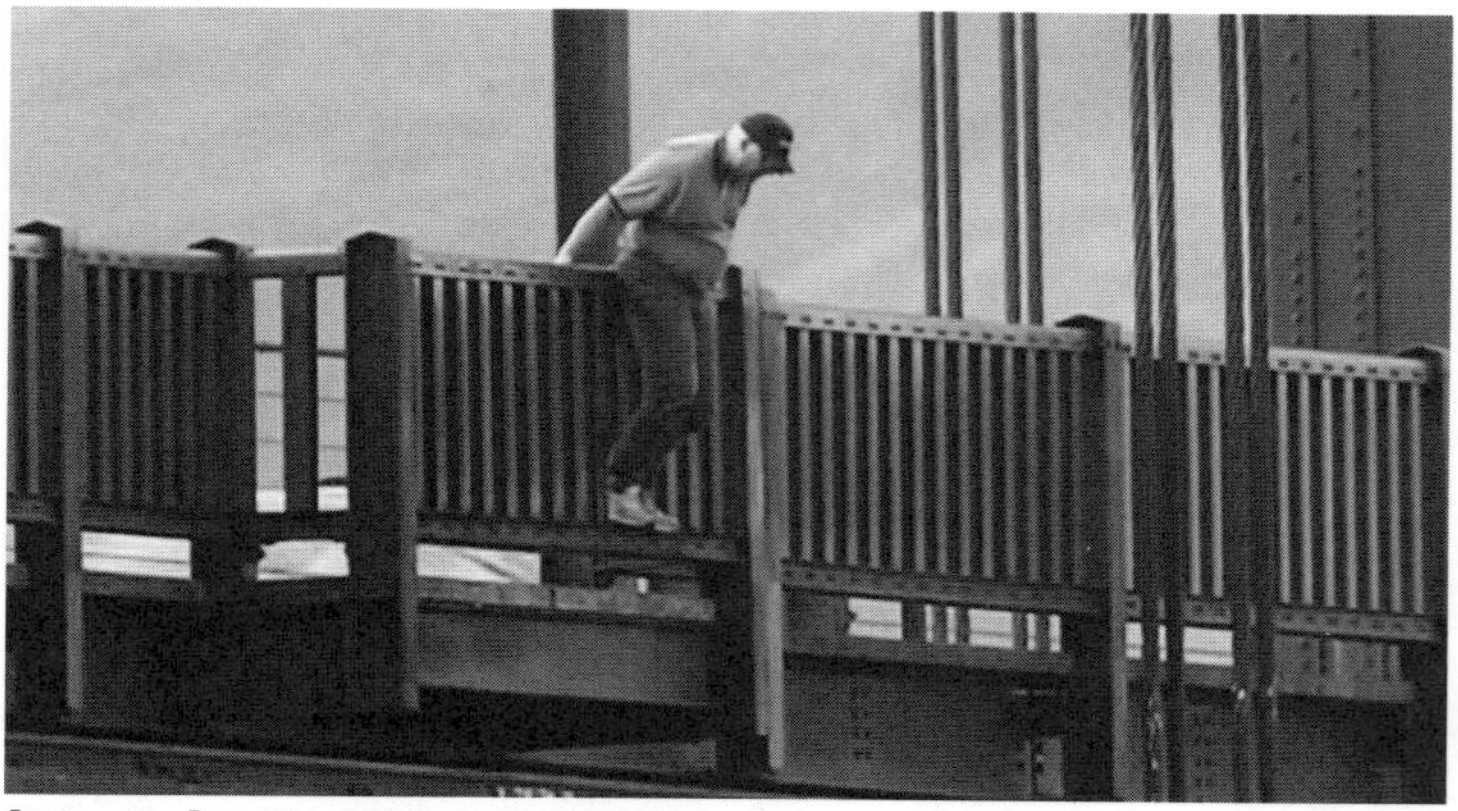

[**ストーリー**]アメリカを代表する観光名所として知られる、サンフランシスコの巨大な「ゴールデンゲート・ブリッジ」。だが、この観光名所にはもうひとつの影の顔があった――「自殺の名所」。2004年から2005年までの1年間、この巨大な橋にカメラが設置され、カメラは自殺を図る人々の姿を捉え続けた。アメリカで論争を巻き起こしたドキュメンタリー。

平山　確実性があるからかな。

春日　そうそう。それと、「あいつもやったし」と、確実にハードルは下がる。

平山　集まる意識があるのかな。

春日　そう思う。

平山　JR新小岩駅で、飛び込み自殺が多発した時期があったよね。成田エクスプレスがすごいトップスピードで通過する駅で、「確実に死ねる」というように報道されたから、「じゃあ行こうか」となったのかな。あるときは、駅売店で買い物していた人に当たったこともあったよね。人の体って、特急にぶつかるとすごく細かくなっちゃうんだよね。のぞみに直撃すると、粉になるって聞きましたよ。

春日　写真で見たことがあるけど、たしかにすっごく細かくなる。そういえば、昭和8年、三原山に女子大生2人が飛び込んだ事件があってね。ひとり目は火口に飛び込み、同窓生のふたり目が1ヵ月後にやはり火口に身を投げた。死体なんかどうなったのかわからないんだけど、どちらにも見届け役の同窓生ってのがいてさ、「死を誘う女」なんて呼ばれて話題になった。それどころかこれをきっかけに三原山が自殺の名所になって、1000人くらいが火口に投身自殺している。当然、見届け役の女子大生の心理が気になるんだけど、結局若くして病死してわからずじまいでね。同性愛は関係なかったらしいけど。その事件をベースに、高橋たか子という作家が『誘惑者』（1976・講談社）という小説を書いたんだ。いわゆる純文学。でもさ、読んだら、とんでもなく残酷なんだよ。

平山 どんなふうに残酷なんですか？

春日 まずひとり目が飛び込んで、火山の火口から飛び込んだら、直接溶岩に突っ込めるような気がするんだけど、見届け役をやった女性が、「そんなに簡単に死ねるもんじゃないらしい」と知ってしまうの。「たいがい途中で引っかかって、毒ガスでじわじわと死んでいくんだ」と。
それはそうだろうなと思っていると、ふたり目が、「私も飛び込むから、立ち会いなさいよ」と言うから行くと、彼女はちゃんと溶岩に落ち込めると信じているから、「中はパーっと明るいのよ」なんてロマンチックなことを言ってね。
いや、そうじゃねえだろう、引っかかるだろうと思うけど、今更それを言いにくい。

平山 「あんた、間違ってますよ」とは言いづらいですからね。

春日 そうそう。結局、「私の背中を押してちょうだい。数を数えるから、その間に押して」と言われて、ドンと押すの。ちゃんと言わずに火口へ落としちゃってさ。

平山 それだと引っかかっちゃうんじゃないですか？

春日 だけど、押しちゃったんだよ。地獄の苦しみを彼女が味わうことを承知でさ。純文学、容赦ないなあと思いながら、そのあたりをどう評価しているか知りたくて文庫の解説に目を通したわけ。すると、そんな部分には一切触れずに、自殺の心理がどうしたとかつまらぬ一般論しか書いていない。あれれ？　背中を押しちゃったことにこだわっているのは俺だけなのかなと困惑しちゃってさ。

平山 いやあ、宙ぶらりんにさせられたような実に嫌な気分になったな。最後に噴出した、どうしようもない下劣な悪意。いたずらに毛が生えたような、覚悟も何もないような、物の弾みのような。それをすることによって、彼女の死は犬死にに近いことになるのに。

春日 言わなかったのは、悪意もあるだろうし、面倒くさいというのも大きそう。

平山 死を目前にした人間の、当然俺たちが持っていてほしいであろう誠実性や峻厳さはないんですよね。

春日 うん。ないね。

平山 「金魚が飛び跳ねたら、水槽から出ちゃったの」と同じですよね。

春日 しかもさ、俺はなんとなく、自殺する奴って、お腹の中を空っぽにした状態で死ぬような気がしているの。でも「途中でおにぎり買わなきゃ」とかあるの。不自然なのかリアルなのかわからないところが、これまた嫌でさ。

平山 別に腹が減っていてもいいだろうと思いますけどね。

春日 満腹の死体なんて汚らしいだろと考えちゃうんだな。

平山 ところで、自殺が多い家系がありますけど、たとえば沖田浩之とか。だって、彼の家は、お祖父ちゃん、親父さん、お兄ちゃん、そして沖田浩之本人でしょう。3代続けてって、「ちょっと何かあんじゃない?」って感じもしますけどね。

春日 たしかに家系はあるね。

平山 それはどういうことなんですか? 道がついちゃっているんですか?

春日 遺伝子レベルの話なのか、ある種の雰囲気があるのか、わからないけど。

平山 それと同じようなことでいえば、離婚もあるよね。うちは離婚して、おじいちゃんも離婚している。離婚に対する嫌悪感が低いからなのかしら。

春日 それはあると思う。

平山 「親父もやったし、おじいちゃんもやったんだから、俺だってできるさ!」みたいなことですかね。要は、負の遺産ですよね。

春日 そうだね。でも。自殺はよくわからなくてさ。

平山 自殺の検証は何回もやったことあるんですか？

春日 直接やったことはないよ。

平山 患者さんが自殺したケースは？

春日 それは、もうたくさんだよ。でもさ、まったく予想がつかない。

平山 ドラマとかだと、「ちょっと待って」「なんですか、先生」「もう少し、話をしよう」みたいな、何かを察知して引き止めたりしますけど。

春日 何か自殺の兆候とか、サインみたいなのとかないんですか？

春日 うん。ないね、そんなの。

平山 どうしてですか？

春日 「そういえば、思い返してみたら、いやに丁寧に挨拶していったな」とか「急に愛用の万年筆をくれたな」とか……ないね。全然。

平山 「いつもは右に腕時計をしているけど、あの日は左手にしていた」とか？

春日 ないよ、そんなの。

平山 頭上に〝死〟が浮かぶとか。

春日 ないない。入院していて、「ちょっと散歩してきます」「はいー」と言ったら、その直後に飛び降りたりとかだから。

平山 病院に入っている人なら、一般的にはサインをいろいろ出しているでしょう？　でも、不意に死んじゃう人がいるのかしら。

春日 だって、たいがいの遺族や関係者が「信じられません」と言うわけだから、それはわからないんだと思うよ。

本人も、悟られないようにして自殺を図ることこそが、最後の自己主張みたいに思っているのかもしれないなあ。

平山 逆に、「〝死ぬ死ぬ！〟って言っている奴ほど死なない」という言葉がありますけど。

春日 そういう奴は、ロシアンルーレットをやりたがっている感じだよね。

平山 試してみるんだ。その繰り返しが快感になっていると困りますよね。

春日 うん。でもさ、まちがいなく快感にはなっているよね。

平山 「本当は死んだかもしれない」と思うと、行きつけのラーメン屋のラーメンが、一段と美味く感じる、とか。

春日 グレアム・グリーン［＊3］が、ロシアンルーレットを自分でやって、「助かったら世の中がすごく新鮮になった」と言っていたけど、しばらくすると新鮮さがくすんできちゃって、何度か繰り返すんだよね。それで、「もうこれはやめよう」と封印したと書いていたよ。

平山 それはやばいですね。

春日 最初にロシアンルーレットをやって助かったときは、気持ちがすごく晴れやかになって、「童貞を失ったときのようだった」と書いてあった。

平山 すごいな。ロシアンルーレットは、6発だからいいですよね。40発くらいあったら、ダメですよね。

春日 そうだよね。銃も重くて持てなくなる。

平山 3、4発だと怖いし。6発、ちょうどいいですよね。

【注】

［＊1］境界や表裏の区別がない面で「クラインの瓶」とも呼ばれる。「メビウスの輪の立体バージョン」(Gigazine)。岡嶋二人も同名の小説を発表している。

［＊2］全斗煥軍政下の1980年5月18日、韓国南西部の光州市を中心に起きた学生デモ隊などによる民主化運動を軍が弾圧。多くの犠牲者を出した。

［＊3］Graham Greene（1904年10月2日－1991年4月3日）。さまざまなジャンルを発表したイギリスの作家。作家活動開始後には、イギリス情報部、外務省で「スパイ」として活動。代表作に『密使』『第三の男』『ヒューマン・ファクター』などがある。

第4章

作家・平山夢明がいちばん怖いもの

「平山くん、ピエールになるかい？」

平山 先生、最近忙しすぎて、どうにもならない状況なんですよ！　しかもそんな状況なのに、「平山夢明」でネット検索して「あ！　こいつ、俺の文句言ってやがる！」とか腹立てたりとかしちゃって。

春日 エゴサーチをするようになるとさ、ちょっと心が袋小路に迷い込んでいる感じだよね。

平山 うん、そうですよね。なんで、そんなふうになっちゃうのかしらね。要は、予定どおりに原稿が書けていれば、いちばん楽でまったく問題もないじゃないですか。

春日 まあね。だけど、1日に15枚書いてもさ、1日休んだら次の日はもはや30枚も書かなきゃいけないという状況になるんだよ。

平山 そうそう。うんざりするでしょう。なんでだろうな……もう、とにかくまじめに書けば、楽になるのはわかっているのに。

春日 だいいちさ、アイデアがどんどん思いつきゃいいけどね。小説はそうもいかないよね。

平山 うん、そうなんですよ。そうするとね、無理に書くこともあるじゃないですか。とにかく、形だけでもと思って。でも、あとで見ると全然ダメ。ダメなものにしかならない。

本当に参ったなという感じなんです。先生、何かないですかね？　薬とかどうですか？　今の状況を抜け出すには、やっぱり薬しかないんじゃないかって思うんですけど。先生にお願いするようだけど。「平山くん、ピエール（瀧）になるかい？」みたいな、そういうのないですか？　やる気がバリバリ出て、明晰な意識でどんどん小説が書けるような薬とかないですか？

春日　ないね。

平山　科学万能の時代だから、本当はそういうのってすでに開発されてるんじゃないですか？「ビル・ゲイツはいつも飲んでる」「孫正義だけはこっそり飲んでいる」とか、そんなやつが。何かないですかね、本当に？　そういうのないと、俺、もうダメだと思いますよ。

春日　しかしさ、自己暗示をかければ、ひょっとしたらどうにかならないかと思うよね。心の中で自画自賛して、その裏づけをエゴサーチに求めよう、とか。

平山　ダメ！　ぜんぜんダメです！　春日先生、できますか？

春日　できないよ。薬で一時的に誤魔化せたとしても、絶対常習者になっちまってダメになるだろうし。

平山　ほんとかい！　でも、ピエールは20代のころからコカインとか大麻をやっていたっていうじゃないですか。すごい長期間なわけじゃないですか。

春日 そうだね。

平山 だって、彼は音楽やって芝居もやりながら、コカインとか大麻をやってたわけでしょう。俺ね、たいしたもんだと思ったんです。だって、ピエールがすごいのは、やくざとかの演技ではなくて、「俺は薬やってないぜ！　クリーンだぜ！」という演技をずっと続けて、バレなかったってこと。その演技がズバ抜けて素晴らしかったってことですよ。

春日 結果的には、そういうことになるよね。地と図柄を逆転させていたんだから。

平山 だからね、誰もその演技を見抜けなかったんだから、彼に日本アカデミー賞主演男優賞をあげたほうがいいと思うんですよ。
でもコカインって、どうなるんですか？　元気になるんですか？

春日 俺はコカイン中毒の患者とかは見たことはないけど、基本的には強烈な覚醒作用だよね。十数時間ぶっ通しで作業できるとかさ。だから、意外とまじめな〝ザ・仕事人間〟みた

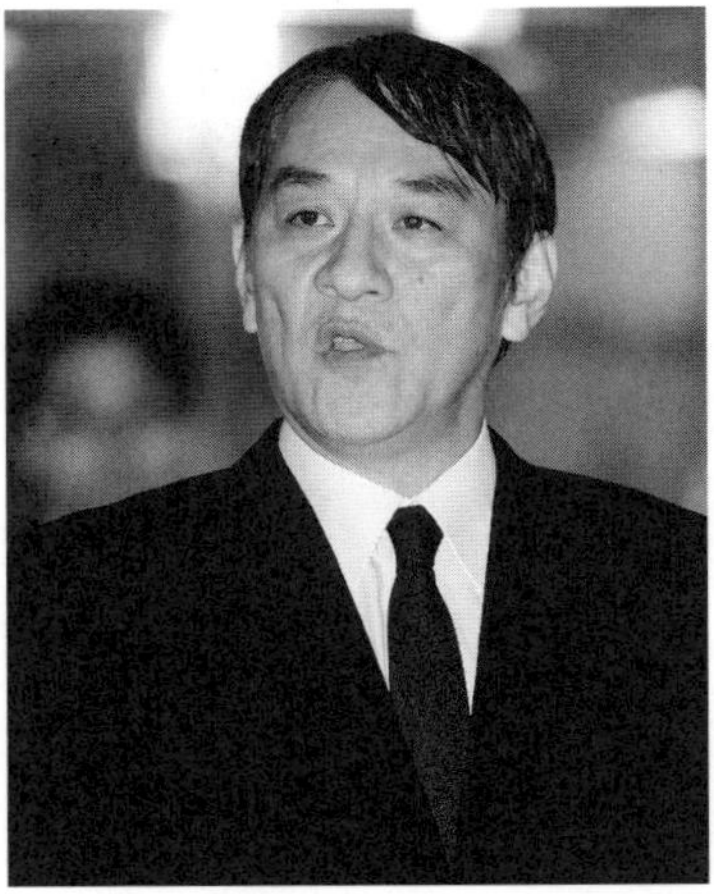

保釈され、警視庁湾岸署前で謝罪する
ピエール瀧被告（©朝日新聞社）

いな人が手を出すケースもあるみたいだね。

海外だと、俳優やアーティストがコカイン中毒だったっていう話はよく聞くけどね。

チャーリー・シーンとかエルトン・ジョンとかさ。

平山 映画『スカーフェイス』（１９８３）とかのシーン見ても、「ぐわーっ！　はぁっ！」って感じで、「こいつ、大丈夫かい！　死ぬんじゃないか」って思っちゃいますもん。

春日 コカイン中毒かどうかは知らないけど、鼻中隔穿孔《びちゅうかくせんこう》になった人なら知っている。

平山 鼻の壁が溶けちゃうやつですね。

俺が聞いたことあるのは、女優のフェイ・ダナウェイは飛行機に乗って高度が上がると、鼻がキコキコ鳴りだすんですって。整形の影響ですかね。

でも、コカインって鼻から吸うじゃないですか。それで、ギンギンとくる感じですよね。聞いた話によると、それがわさびの「ツーン」って感じに近いらしいんですよ。だから、外国人は寿司に山盛りのわさびをのっけて食うんだって。

寿司屋に行くと、「えっ！　ほんとかい！」っていう量のわさびをのせて食っている外国人がときどきいますよね。

春日 ピエール瀧が逮捕されて、「数十年クスリをやっても大丈夫なんだ」とか「量を調整すればＯＫ！」みたいな話が出てるけどさ、そもそも依存というのは量の大小にかかわらず危険なわけでさ。けじめがつかなくなるんだもの。あと、体格とかの個人差とかもあると思うんだよね。ピエールの場合はさ、体質とか体格でいえば、日本人よりも外国人に近いところがあったんじゃないかと思うよ。サイズはでかいでしょう。

平山 そうですね。顔も体でかいし、鼻もコカイン用みたいにでかかったですしね。だから、耐性というか、普通の人よりも強かったんじゃないですか。

「平山さん、新しい怪人を出してください！」

平山 やっぱり薬物の力を借りてまで小説を書こうとか、考えちゃいけないね。でも、仕事をうまくローテンションで回すって難しいですよね。仕事の区切りの問題とか、頭も切り替えなきゃいけないですし。

春日 やっぱりさ、原稿だって、ひと区切りまでと思うからさ。でも、その区切りが長いのよ。

平山 そうなんですよ。また、それをローテでもやろうということになるじゃないですか。たとえば、今僕は、『ダイナー』のコミックの原作を「となりのヤングジャンプ」というウェブでやっているんですよ。

でね、だいたいコミックの進め方というのは、打ち合わせで「こんな話にしましょう」っていうのを、原作者の俺が言わなくちゃいけないんですよ。ほかにスタッフもいるんだから、「お前ら、原作を読んでんなら、何か考えろよ」と思うんですけどね。

最初は、ヤングジャンプの本誌で1年ぐらいやっていたんですけど、やっぱり、紙がなかなか売れないという状況があって、そろそろ本誌のほうはちょっと席を空けて、新しい作品を入れよう、みたいな話になったんです。

だいたい、読者アンケートも5位とか8位ぐらいの順位を行ったり来たりしていたんで。それで、ウェブに行ったわけです。俺としては、「ウェブかよ……都落ちだな」みたいな感覚がちょっとあって、みんなもちょっとどよんとした感じの空気だったんです。

でも、原作って大変ですし、これをずっと続けるのもきついし、「そろそろ潮時かな」みたいに考えていたんです。小説の『ダイナーII』もあるし、そっちをがんばろうと。

ところが、去年（2018年）の夏ぐらいに、編集とかが「平山さん、ちょっと異常なんですけど！」とか言い出すんですよ。

俺、なんかまずいことやらかしちゃったかなと思っていたら、今まで2万から3万ぐらいだったダイナーのコミックのダウンロード数が、一気に5、6倍まで跳ねたって言うんですよ。

理由を聞いたら、マンガを電子で買う層というのは、巻数が揃った段階で一気に買うらしくて。1巻ずつとか、買わないらしいんです。

春日 一気読み、まとめ読み、みたいな感じかな。

平山 そうですね。ある程度の巻数があると、お腹にちょっと溜まるみたいなんです。ちょうどそのころは4巻ぐらいだったのかな。

そのあとウェブに行ったら、そっちも好調で。ウェブの読者層って、『ダイナー』のちょっとビザール的な内容とかにも慣れているみたいで、そういうところもよかったみたいなんですよ。

結局、今年（2019年）の1月ぐらいからウェブにアップされているんだけど、今までアクセス数だけで、かなりの数を突破したんです。

春日 それはすごいね。

平山 そうするとですね、現金な世界ですから、「平山さん、これはいいですね」「これは、できるだけ長くやらなきゃダメですよ！」「平山さん、これは売らなきゃダメです！」みたいな話になったわけです。

俺はもう終わりかなぐらいに思っていたし、もう原作のネタも終わりそうだし、マンガとしてはそろそろまとめていく段階だったんです。

それなのに、「新しい怪人、出してください！」とか言うわけですよ。こっちとしては、「え？　ほんとかい！　もうネタないよ！」という状況で。

春日　『ワンピース』みたいになっちゃうね。10年とか続けるのは、厳しいよね。

平山　本当ですよ。まぁ、10年は続かないにしても、いったん終わるっていう空気から一転して跳ねたわけですから、周りは喜んでいるわけです。俺としては、「冗談じゃないよ！　また忙しくなるじゃゃん！」っていう気持ちもあったんですが、まぁやれるところまではやろうと。でも……相変わらず誰も何も考えてこないんですよ。

「平山さん、来週の水曜日までに、いい感じの原作、どうですかね？」とか言われてもさ、「どんな殺し合いにしようかな」とか、「どんな怪人出そうかな」とか、いろいろ考えなきゃいけないわけですよ。

前の対談のときに、春日先生と蟹の話をしたじゃないですか。だから、「あ、次の怪人、蟹でいこう！」って思って「クラブ」っていう怪人を出したりとか。でも、また2週間したら、次の怪獣を考えなきゃいけなくって……本当に、自転車操業ですよ。

春日　永遠にそのサイクルというか、スパイラルに翻弄され続けるよね。

平山　「年内で終わります」とかのゴールがあればわかりやすいんですけどね。とりあえず、今マンガも最強コンテンツがなかなか生まれにくい状況らしいんですよね。

雑誌を支える屋台骨みたいな作品が。
前には『G』や『東京G』があったけど、もう連載が終わって、今は『K』と『GK』なんですよ。ただ、編集サイドからすれば、儲かるコンテンツが欲しい。その点でいえば、『ダイナー』はギリギリ儲かるコンテンツに入っているらしいんです。
「いつ切ってもいいけど、やらないよりはいいだろう」ぐらいな感じだとは思うんですけどね……なんだかね。

春日 しかしさ、そうやって苦しんでいる状況だと、だんだんと作り手側が変なひねり手を出してきたりするじゃない。その辺はさ、読む側からすれば、けっこう楽しいんだよね。海外ドラマなんかも、延々とシーズンを重ねて、スピンアウトも出てくるあたりで面白さに奥行きが出てくる。

「平山さんは、繊細なところがあるからね」

平山 そうなんですか。だから、本当にしんどくなっちゃって……。
講談社で『東京伝説』のコミックの原作もやっているんですけど、やっぱりそっちもさ、スッポンポンなんですよね。タネ本があれだけあるんだからさ、「好きな話をやればいいじゃん」と思うんですけど……どうですかね。そうなると、いろいろとストレスがかかってくるじゃないですか。

春日 無茶苦茶かかるよね。平山さんは、まさに今、その負のスパイラルの渦中にいる感じがするよね。

平山 「よし！ 今日はやらなきゃまずいぞ！」って意気込んで午前中に起きて、最悪でも8時半ぐらいには机の前に座って、午前中に10枚でも書けば、1日がすごく楽じゃないですか。

春日 本当に楽になるよね。自分にご褒美、ってしたくなる。

平山 きっと気分も爽快になって、スカッとするはずなんです。そんなことは百も承知で、よ〜〜くわかっているんだけど……俺、何もしないんですよね。

春日 何をしてるの？ ボーっとしている感じ？

平山 パソコンの前に座って、お茶飲んで、煎餅食ってるんです。さっきも言ったけど、エゴサーチしたり、あとは「読書メーター」ってあるじゃないですか。あそこで自分の作品がどう言われているのかチェックしたとりか。

春日 平山さんは、繊細なところがあるからね。

平山　でも、この間ですよ、ちょっと末期の逃避の症状だなと自分で思ったのは、「はっ!?」って気づいたら俺、いつの間にかネットの「ブルームバーグ」を見ているんです。「トランプ大統領が」とか「アメリカの経済市場」「中国、続伸！」とか見ている。「俺、なんでこんなもん見なくちゃいけないんだよ」と思って、頭痛くなっちゃって。「俺が今欲しいのは、小説を書くための時間とエネルギーなのに、トランプとか中国の情報なんかどうでもいいよ！」って感じで後悔するんですよ。

もう、このグダグダした感じは治らないですよね。でも、俺、タイムカードをちゃんと押して仕事する勤め人を一度も経験していないじゃないですか。そういう経験って、やっぱり必要だなと。そういう経験をしていなかったから、今みたいな状況があるわけですよね。

春日　家にタイムカード置けばいいじゃん。

平山　置いて、押したって、面白いから押しているだけじゃないですか！

だって、春日先生はいやがうえにも病院に行けば患者さんが来ちゃうから、スイッチ入りますよね。

春日　たしかにね。俺の場合だと、そういうメリハリはある程度つく。

平山　ありますよね。特に白衣を着て、ということになると。いいですよね。白衣とか制服とか。だから、軍人なんかもそうじゃないですか？　警察官とか自衛隊なんかも。

春日 たしかに。

平山 消防士とか、教師とかもさ。

春日 そうそう。だから、自衛隊に発病しかけている奴が入ると、シャキッとするわけ。そして、除隊したとたんに発病する。コカインと同じだな。

平山 そして、除隊したとたんにアンコールワットでタクシー運転手を切り殺す［＊1］。あんなひどい話ないよ！

平山夢明にとって、恐怖の核心とは何か？

春日 ちょっと本題に入りたいんだけどさ。

今、とってても大変な状況にある平山さんが選んだ「トラウマ映画」のリスト（P52参照）があるじゃない。あのリストから平山さんの恐怖の核心というか、根源みたいものをちょっと解析してみようと思ってさ。

俺が思うには正解が、しかも完璧な正解が目の前にあるのに、まったく気がつかなかったという当惑。俺、それが平山さんにとって、いちばん怖いことなんじゃないかって思うの。

平山 うん！　あるある！

春日 正解が目の前にあるということがあとでわかってさ。そうすると、今までの努力が水の泡となって、しかも、「なんで教えてくれなかったの？」となるわけよ。

平山 うん。

春日 俺、絶対、その辺だと思うよ。締め切りを守れないのもそれだと思うよ。

平山 ありますよ。そういうのは。

春日 平山さんってさ、「これが、絶対正解だ」なんて、なかなか信じられないタイプでしょ。

平山 うん。信じられないですね。

春日 でしょ？

平山 うん。

春日 だから、原稿とかもさ、延々といじくってさ。

だって、夢にまで出てきた『ボリビアの猿』もそんな感じでしょう？

平山 うん、そうなんですよ。というのも、もう何度も何度も書き加えているっていうか、「あぁ、こうじゃない」「あ、これだ！」とかっていじくりまわしてて。でも、「あれ？　元の話ってどれだっけ」っていうぐらい、ファイルがいくつもいくつもあるんですよ。見つけるのも大変な状態なんです。

春日 なるほど。それじゃあ夢にも出るね。

平山 だから、光文社の担当が「もう、全部のデータください！」って持っていきました。

春日 うん。それが正解だね。他人に託したほうがいい。

平山 でも、なんでこんなふうになっちゃうのか。案外、フッと気が抜けたときに、気づくことがあるんですよ。

要は、「あ、ダメだな」と思っているときは、「10ダメ」って思っているんです。小説で「あ、ここちょっと変えたらいけるな」みたいなことって、気がつくときがあるんですよ。だったら、そのときに、突き詰めて考えれば書けるのに、考えないんですよね。

春日 だから、頭がいっぱいいっぱいのときは、そういうことも気がつかないからさ。取り返しがつかない、事態がどんどん悪化する、まずいとわかっていても飲み込まれちゃうみたいなこと、平山さんあるでしょ。

常に不安というかね。もしかしたら、今やっていることがまったく無駄で、そのことを突如悟らされること。そして、完璧な答えが目の前にあったのに、気づけなかったこと。さらに、そのことを誰も教えてくれなかったことへの怒りや悲しみみたいなものがさ、根底にあるんじゃないかな。

平山 あ、そうだと思う！　ものすごい力でドアを「押す」んだけど、本当は「引く」だったとか。

春日 そう、それだよ。

平山 「なんだ！　教えてよ！」というのあるじゃないですか。もう半分が焼け焦げている状態で「もっと早く言ってよ」って。

春日 そうそう（笑）。

「自分で書いたメモが……読めないんです……」

平山 銭湯とかに行くと一時的にですけど、頭の中がスカッとするんですよ。でも、いちばんスカッとする状態が何かといえば、やっぱり仕事を、小説なんかを一本書き上げたときに爽快感というか、達成感というか。あの状態って、どうにかして意識的に作り出せないんですか。薬とかで。先生、なんとかならないですかね。

春日 俺もそういうことは考えるんだけどさ。基本的に不安なのは俺も一緒でさ。書き上げた途端にそれを心から切り離す、なんて無理じゃん。ましてや自己肯定までするなんて。

平山 先生もそうなんですか？

周りはさ、無責任に「客観的に見てみなよ」とか「角度を変えてみたらわかるよ」とか言うけどさ、なかなか変わらないんだよね、角度。

春日 書いた原稿とかを客観的にとか別の角度から見るには、けっこう日にちを空けないとダメでしょう？

日にちが十分に空かないなかで、ゲラが戻ってきて読んだときの、あの煮え切らない嫌な感じったらね。

平山 そうなんですよ。くどくどしいばあの説教を聞いているる感じがするんですよね。自分が書いたことなのに。

春日 そうそう。自分が気にしているところがね、やっぱりドンと出てくる。

平山 「あれ？ 俺こんなこと書いたっけ。おかしいな」って思うことも多いですし。あと、逆に忘れるまで時間を空けるというのも、あるじゃないですか。

春日 うん。あるね。

平山 俺の場合で言えば、さっきの話ですけど、今、『ダイナーⅡ』を書いているんですけど、並行してマンガの『ダイナー』の原作もある。『ダイナーⅡ』を書いているとさ、途中で

「怪人を考えてくれ」みたいな話になるんですけど、怪人を考えるのも大変なんですよ！　考えて終わりじゃなくて、シナリオ形式で書くから、怪人が登場するところから書かなきゃいけない。設定とか背景とかいろいろ俺なりに考えているんですよ。そんな状況でなんとかやっていますけど、怪人づくりに没頭していると、完全に『ダイナーⅡ』のことは忘れるじゃないですか。そうすると、怪人が終わって、『ダイナーⅡ』に戻ってからが大変なんですよ。「あれ？　こいつ、なんでこんなことしているのかな」っていうのがしょっちゅうで。

春日　平山さんは、書いた原稿をどこから読み返す？　頭から？

平山　いや、そんなに読み返さないですよ。ちょっと前ぐらいですね。

春日　だけどさ、伏線とかはかなり前の段階で張っているわけでしょ？

平山　そうですね。その伏線っぽいところでも、「あ、これは面白く使えそうだな」というのは、書いているときは覚えているじゃないですか。

春日　うん。そうだね。

平山　でも時間が経つと、俺、いっさい忘れちゃうから。ダメなんですよね。

春日　「なんか線が引いてあるけど」と思っても、忘れていることが多いもんね。だから、平山さんは、マメにメモを取ったりしてみたら。

平山 いやいや、俺も一応、メモ取るわけです。こいつはこうなるみたいなことを。でも、もう字が汚いから、自分で書いたメモを見て、「何？　これ」って読めないんですよ。この間も、自分で書いたメモを見たら「28」って読めるんですよ。でも「28」なんて書くはずないから、たぶんひらがななんだけど、読めないんですよ、「28」にしか。

春日 なんだろなって。本当にひどいけど、京ちゃん（京極夏彦）なんかはさ、絶対に俺みたいなことはなくて、すごく淡々とやっていくじゃないですか。あれ、なんでですか？

平山 京極さんは、頭の構造が違うからでしょう。

春日 やっぱりそうでしょ。だと思うんですよ。

平山 だってさ、テキストをピタッとページで終わらせることなんてさ、普通はどうでもいいと思うけど、あのこだわりは尋常じゃないよね。

平山 ページをまたがない、絶対にまたがない。美意識なんでしょうね。

俺なんか、ページ埋めるのに苦労してるのにさ。あんなことできないですよね。どうすりゃいいんですかね。

「毎日、毎日、座って、お前は書く」ということをしていれば、いつかは京ちゃんみたいに、どんどん書けるようになるのかな。そうすれば、不安もなくなるし……。

春日 いやー、それは、ないなあ。
平山 えっ、なんでですか！　先生さ、本当になんか薬ないですか？
春日 そういうね、一網打尽的な発想はいけないね。

【注】

［＊1］２０１９年3月17日の夕方、カンボジアの北西部シエムレアプ郊外で、地元のタクシー運転手フム・チャンさん（40歳）が刃物によって喉などを切りつけられ、殺害された。現地の捜査当局は、強盗殺人容疑で石田礼門容疑者（23）と中茎竜二容疑者（23）を逮捕した。元陸上自衛官の石田容疑者らは借金を抱えており、カンボジアで使用されているアメリカドルを奪うため、車を奪って両替所を襲撃することを日本で計画し、現地入りしたとみられている。ふたりは奪ったタクシーで逃走を試みるも、別の車に追突したことで事件が発覚した。

第5章

人はなぜ狂うのか

「人間って、どこかで犠牲者を必要とするじゃない」

平山 この間、千葉の野田で小4女児の虐待死事件［*1］があったじゃないですか。俺が気持ち悪いなと思ったのは、女の子がずっと長い間親父から虐待されていて、母ちゃんも知っていたわけで、女の子にとっては、もう完全に逃げ場がない状況ですよね。しかも、学校のアンケートで先生に父親の暴力を訴えて、SOSを出していたんでしょう。

お父さんにぼう力を受けています。
夜中に起こされたり、起きているときにけられたりたたかれたりされています。
先生、どうにかできませんか。

小4の女の子がここまでSOSを発しているのに、それが父親に筒抜けだったなんて。彼女の絶望感ったら、ちょっと想像を絶するものがありますよね。親父の写真見ると、パス（サイコパスの略称©平山夢明）っぽいですしね。

だって、「丁寧でしっかりした人」「非常に温厚で穏やかな人で慕われていた」って近所や職場の人が親父についてコメントしてますけど、外向きには虐待と真逆のイメージの人間として振る舞っていたけど、家では暴力で家族を支配していた。ちょっと、北九州監禁殺人事件の松永太のパスぶりと、重なるような気がするんですよね。母ちゃんへのDVや携帯をチェックしたり、母ちゃんが友だちとか両親と会うことを禁止して完全に自分の支配下に置いていた。しかも娘に虐待しているところをさ、携帯で撮影してたんでしょう。ちょっと信じられないですよ。

春日　外向きの振る舞いと、家庭内での振る舞いとの間に食い違いがなかったら、そのほうがよっぽどおかしい、って考えも成り立つと思うんだよ。美女だって家の中じゃ大きな音を立てて放屁をすることもあるんだろうしさ。もちろん限度はあるけど。

他人というか、外部の目が届かないところで邪悪なものを露呈させるっていうのは、この親父にとっては、まさに最高ランクの娯楽だったんだろうねえ。

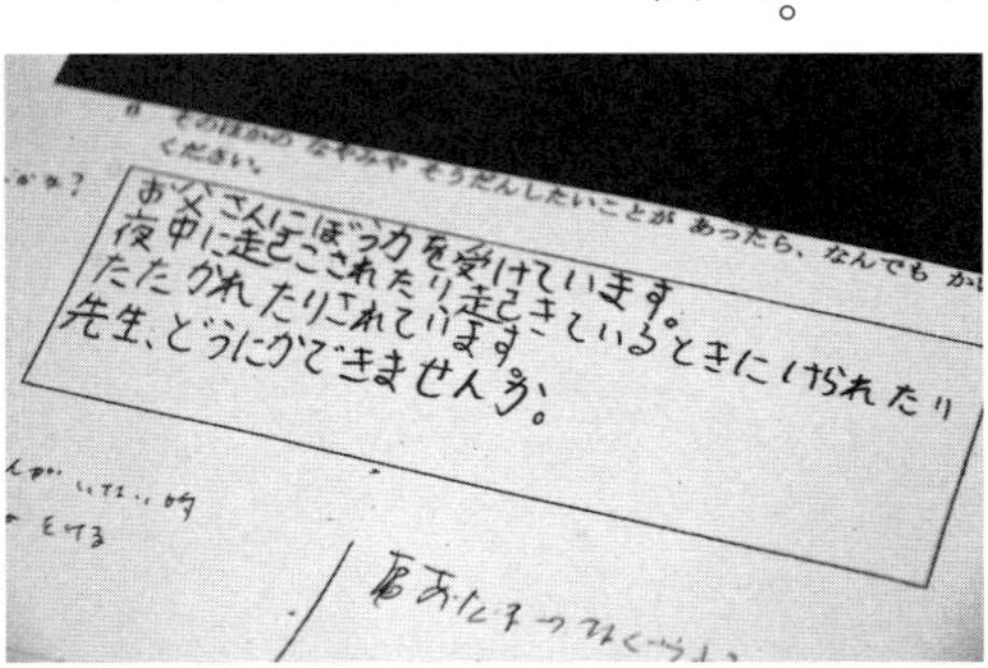

必死のSOSも届かず……アンケートは父親の知るところとなり、以降虐待が激しくなったともいわれる（©朝日新聞社）

とんでもなく背徳的な秘密を持つことが、いわば生きるパワーになっていたのかもしれない。優越感とか全能感に近いものとして。

平山 でも、あの事件の構図を考えたときに、女の子がスケープゴートになることで、あの親父が母ちゃんに暴力を振るわずにすんで、結果的に母ちゃんを守っていたっていう面はないですか？

春日 それはあったかもしれないね。実際に母親は「娘が暴力を振るわれていれば、自分は被害に遭うことはないと思った」ってコメントしてたもんね。結局さ、人間って、どこかで犠牲者を必要とするじゃない。そうやってバランスをとる。しかも、加害者側は罪悪感とか罪の意識なんかじゃなく、「被害者は俺のほうだ！」っていう被害者意識を持っているからさ、性質が悪いよね。

平山 「自分は可哀想な人間だ」とか「意に沿わない生き方を押しつけられてしまった」くらいに思っているんですよね。

春日 そういう被害者意識がベースにあって、「お前がさらに俺にひどいことをする！」という感じでしょう。

「俺は家族を守るために我慢した」とか「俺は家族のために夢を諦めた」とか、自分は家族による事実上の被害者であると強引に見定めちゃえば、自分には家族をスケープゴートにする「権利がある」、家族は「償うべきだ」といった具合にさ、いくらでも理由がつくわけよ。

平山 だってさ、基本的に言い訳も妄想も、すべて被害者意識からスタートするんだから。

あ、なるほど！　本当にそうですよね。

でも、今回の虐待死事件もそうですけど、親父と母ちゃんって、一度離婚してまた再婚してるんですよ。でも、母ちゃんも「この男、狂ってる！　早く逃げなきゃ！」みたいにならないんですかね。いくら支配されているとはいえ、警察に行くとかさ、いろいろやりようはあると思うんですよ。

春日 母親からすれば、逃げ出すということに対する不安感や「ためらい」のほうが、やっぱり強かったんでしょう。

それと、あの母親みたいな人こそ、現状維持を好む傾向があるからさ。馴染んだ世界がやっぱりいちばん、ってね。

平山 なるほど。

春日 だって、警察沙汰になったら、どれだけ大変かと考えたら、「あと、ちょっと……ちょっとだけ我慢すれば……」って考えるんだよ。

平山 ありますよね。ものすごく細かい引っ越しをしなくちゃいけないとか。面倒くさいんですよね。

春日 そうそう。

平山 でも、DVで虐げられて、現状維持で甘んじていた母ちゃんも、親父の仕事の都合で、やたら転勤するようになって、ちょこまかした引っ越しが続いたら、ある日、「いける！逃げよう！」「警察に行ってやる！」とか思うんじゃないんですか？　だって現状が強制的に外的要因で変えられるわけじゃないですか。

春日 いや、そしたらさ、人生を完璧に逃避モードに切り替えなきゃならないし、過去と訣別するわけじゃない。だからもう、自分が立ち向かわなきゃならない変数が多くなりすぎるから、余計に現状への安住にこだわるんだと思うよ。人間って「惰性と腐れ縁と感情麻痺で構成された世界」からはさ、なかなか逃れられないのよ。

あれは、すべて〝幻覚〟だったのか――

平山 俺が先生に聞きたかったのは、映画『シャイニング』で主人公のジャックやジャックの息子のダニーがいろいろとホテルで変なものを見るじゃないですか。エレベーターから血が出たりとか不気味な姉妹とか。ほかにもいろいろ見るんですけど、「あれはただの幻覚だよ」と言っても成立する映画ですか？

春日 うん。「幻覚」って言えちゃう映画だと俺は思うな。

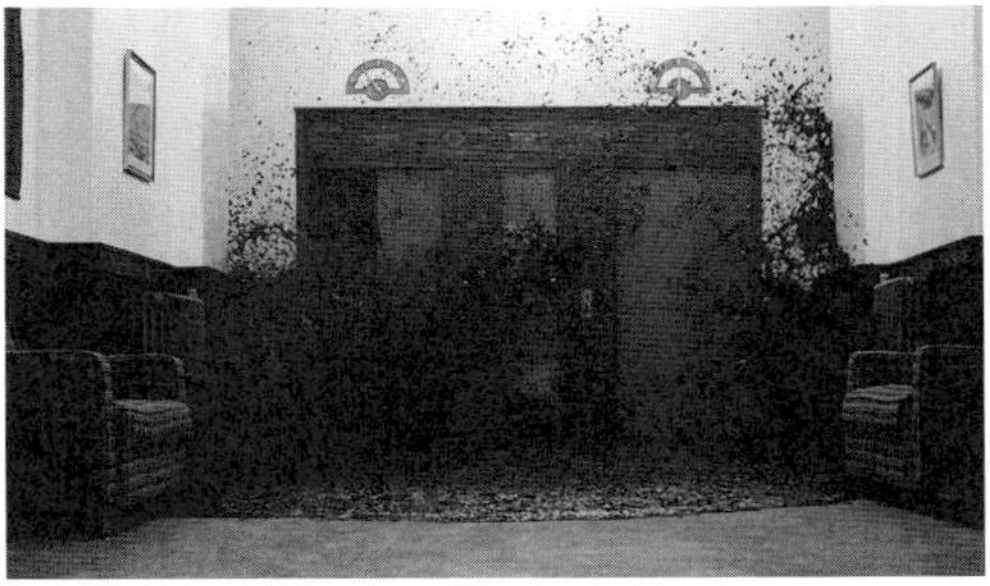

エレベーターから血が吹き出る有名なシーン

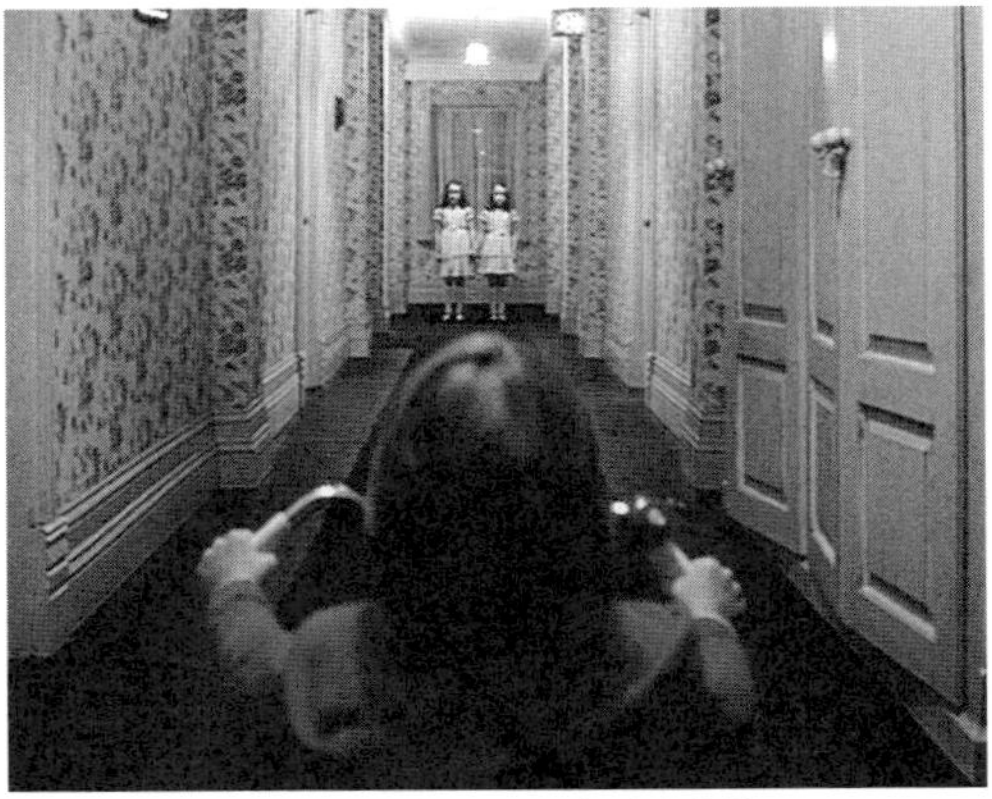

ダニーがホテルの廊下で遭遇する不気味な姉妹

平山　ジャックが見た幻覚であったり、ダニーが見た幻覚であったりと。

春日　そうそう。すべては病んだ心がもたらしたもの、幻覚ですよ、と。

ただしさ、病んだ精神を顕現化させやすい環境や場面といったものはあると思うのよ。それは基本的に孤独な状態ね。孤独な状態って、想像力が暴走しやすいからさ。雪深いホテルなんて、まさに孤独以上の隔絶された状態なわけでしょう。しかも、あんな広いホテルでさ、家族3人だけっていう状態だからさ。

あと息子のダニーとか料理長のハロランがテレパシーみたいので会話したりして、超能力というのがひとつのキーワードみたいになっているけど、超能力っていう曖昧な要素は、現実と霊的な世界とをグラデーション化するためのガジェットなんじゃないかと思うよ、俺は……しかし、『シャイニング』をもう一度観たけどさ……。

平山　観ました？　先生、どうなんですか？『シャイニング』って。どうです？

春日　なんだかね……だいたいさ、エレベーターから血がドボドボ出るけどさ。ちょっと粘度が足りないじゃない。

平山　ああ！　あんなサラサラじゃないよ！　と。

春日　そうそう。なんかね……好きじゃないな。大仰なばかりで。

平山　俺さ、あの映画で何が怖いって、さっき春日先生が言った、「正解が目の前にあるのに気づかない」っていう俺の恐怖の核心（第4章参照）に近いところがあるような気がするんですよ。
結局、ジャック・トランスって、元教師で小説家志望だけど、パッとしない男じゃない
ですか。結婚はしているけど、母ちゃんは可愛くないウェンディ、ガキはなんだか独り
言の多いダニーだし。自宅もトレーラーハウスに毛が生えたような団地だし。しかも元
アル中でそれが原因でダニーを怪我させたこともあるっていう、ダメ親父ですよ。
ジャック自身も「俺の人生、絶対に間違っていた」と思っているはずなんです。でも、そ
れは男の責任として言っちゃいけない。

春日 それで、起死回生を目論んでじゃないけど、ホテルの管理人の仕事で雪深いホテルに家
族を引き連れて行くわけじゃないですか。なんかさ、あの辺はすごくリアルだなって思
うんですよ。

平山 そうだよね。でね……事前に質問を平山さんが送ってくれたじゃない。でもさ、なんで
平山さんが、あの場面のことについてわざわざ触れなかったのかなって思って。

春日 えっ？　何、何？

ジャックがさ、タイプライターに向かって原稿を書いているんだけど、母ちゃんが書い
たものを見たら、

「All work and no play makes Jack a dull boy
All work and no play makes Jack a dull boy
All work and no play makes Jack a dull boy
……」って延々と同じフレーズを書いていたっていう。

平山 あっ、あれですか？ 「仕事ばかりして遊ばない。ジャックは今に気が狂うぞ」っていう。ああいう症状ってあるんですか？ あれってなんなんですか？ 精神疾患か何かですか？

春日 うん。あるよ。

平山 えっ、ほんとかい！ あ、でも俺は違いますよ！ 書くのは遅いけど、「仕事ばかりして遊ばない。平山は今に気が狂うぞ」なんてパソコンで延々と打ち込んだりしてないですよ！

春日 そうなの？ なんかあえてあの話題を

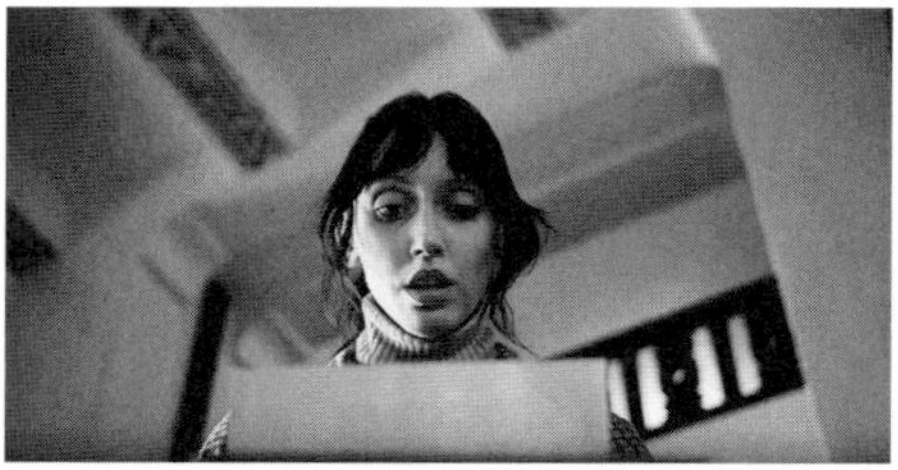

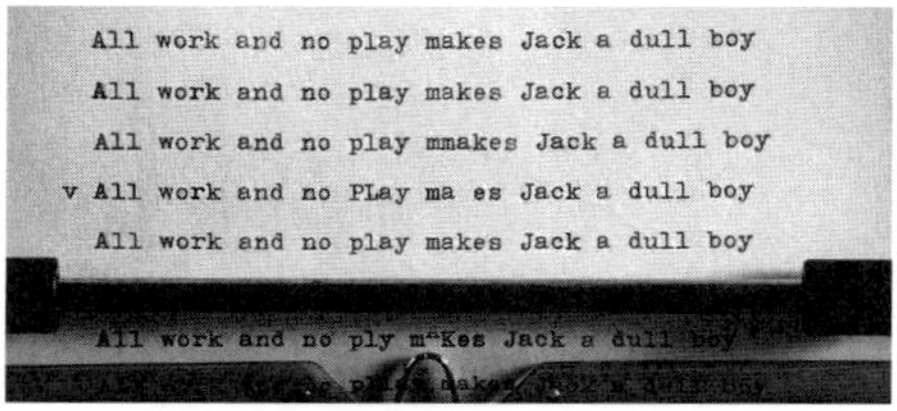
All work and no play makes Jack a dull boy
All work and no play makes Jack a dull boy
All work and no play mmakes Jack a dull boy
v All work and no PLay ma es Jack a dull boy
All work and no play makes Jack a dull boy
All work and no ply m^Kes Jack a dull boy

ジャックが執筆に専念しているかと思いきや、
妻ウェンディはジャックの書いた文章を発見して驚く……
「ああいう症状ってあるんですか？ あれってなんなんですか？ 精神疾患か何かですか」(平山談)

避けているのかなって。ふふ。

平山 そんなことはないですよ！　でも、ジャック本人は書いているつもりなんですか？　それとも、あの行為をすること自体に何か意味でもあるんですか？

春日 いや、俺はあれ自体にたいした意味はないんだと思うけれどね。単に負のループに入って、どうしようもなくなったっていう状況を絵解きしているだけでしょう。

平山 タイプライターでも、その常同行為が起きる可能性はあるんですか？

春日 まあね。ただ、ジャックの場合は、統合失調症じゃないもんね。ただ、統合失調症なんかだと、常同行為といってさ、常に同じ行為、同じことを延々と繰り返すなんていうことは、時々あるからね。

平山 アルコールの幻覚症状みたいなものですか？

春日 強いていえば、それに近いと思うけどね。

平山 ジャックがホテルのボールルーム（舞踏場）に入っていくと、バーカウンターにバーテンがいて、酒を飲むシーンがあるじゃないですか。でも実際に原作も映画でもそうなんですけど、バーテンもいないし、酒も置いていないんですよ。

でも、アル中の人って、アルコールを飲んでもいないのに飲んだ気になって、酔っちゃうみたいなことってあるのかしら。

春日 それはあるみたいよ。

平山 じゃあ、「これはお酒ですよ」ってごまかして、水か何かを飲ませても、酔ったりするのかしら？

春日 どうだろうね。本当に信じていれば、そういうこともあるかもしれないけどね。

平山 そういう場合って、脳はどんな働きをするんですか？　何か信号とか脳内物質みたいのを出したりするんですか？

春日 よくわからないけど、何かは出すんだろうね。

結局、離脱症状というふうに考えても、一応の説明はつくんだろうけどね。

平山 離脱症状って、けっこう激しい、危ないんですよね？　死んだりするんですか？

春日 死ななくてもさ、ビタミン剤を与えないと、脳が壊れるんだよね。

平山 えっ、ほんとかい！

春日 そう。だから、離脱症状で病院にきた人は、だいたい点滴をするわけだけれどもさ。痙攣とか興奮を抑えるために、安定剤とビタミンB群を入れるのよ。それをやらないと、脳が壊れるのよ。

平山　じゃあ、脳みそにはビタミンBが重要なんですか？

春日　そうだね。少なくとも、アルコール依存の場合だと、それが足りなくなるみたいね。だから、ビタミンBの1、6、12……それが全部入っているようなやつがあるんだけど、それを必ず点滴で入れるわけよ。

平山　それ、入れないと、壊れるってどうなるんですか？　脳死ですか？　それともパーになっちゃうとか？

春日　うん、パーになる。

平山　おとなしくなるのかしら。

春日　おとなしいっていうか。まあ……腑抜けみたいな感じになるよね。

平山　うんちも出しちゃうような、そんな腑抜けですか？　ちょっとゆっくりな人になる感じですか？

春日　うん、そうだね。ゆっくりだね、むしろね。

平山　じゃあ、ちょっと、ロボトミー手術したあとみたいな感じになるんですか？

春日　ちょっとそんな感じはあるかもしれないな。

中平卓馬《たくま》［＊2］という写真家がいたんだけど、彼がアルコール依存でね。一晩にして、パーみたいになっちゃって、そのあとに彼が撮った写真って、もうアウトサイダーアート扱いなの。だから、見ようによっては、なかなか味があったりはするけれども、いわゆる本気で撮った写真というのとは、ちょっと文脈が違うね。

「あーっ！ 先生、それすごい発見ですよ！」

平山 あと先生に聞きたいのは、『シャイニング』で閉所恐怖症というのがキーワードであるじゃないですか。

ジャックは支配人から前任の管理人も閉所恐怖症や孤独に蝕まれて家族を殺して、自殺したなんて話を聞かせられたりとかするんですが、冬に完全に閉鎖されるホテルという閉所に身を置くことでジャックの閉所恐怖症的な兆候が現れたということなんですか？

春日 俺が思うにね、閉所恐怖症とは違うんじゃないかなと。ジャックはああいう閉ざされた場所に自分を追い込まきゃ書けないって思ったというところからして、閉所恐怖症じゃないと思うんだよね。

平山 じゃあ、ジャックが狂った、おかしくなったのっていつごろですかね？

春日 いろいろと見方はあると思うんだよね。同じフレーズを延々と書いているあたりからとか。でもね、俺は最初から狂っていたと思うんだよね。

なぜかっていえば、彼はそもそも書くことで追い詰められていたわけですよ。それを誤魔化すために冬のホテルの管理人という儀式に逃げ込もうと考えて、面接を受けるわけでしょう。

ますます作家として追い詰められていくのを薄々予期しつつ、袋小路の状況に自ら突っ込んでいった時点で、ジャックの狂気は潜在的にスタートしていたんじゃないかと、俺は思う。ただ、その狂気が表に出るか出ないかというだけの話でね。

たとえば、殺人事件を起こした犯人がいつから狂ったのかというとき、事件の直前か、潜在的にずっと狂った状態できていたという対立の図式になるのは、決まっているじゃない。

平山 なるほどね。

春日 それでジャックは、ずっと狂った状態だったと思うんだよね。

平山 映画でいえば、管理人の面接の時点でってことですよね。

春日 そうなるね。あとはさ、狂気があのホテルで濃縮されていくわけじゃない。

平山 ジャックもあんなホテルの管理人にならないで、団地で大人しくタイプライターを打っていれば、あんなふうにはならなかったんですかね。

春日 そうだね。もともと狂っている状態だったにせよ、あそこまでひどくはならなかったんじゃないかな。

でもさ、ジャックもそうだけど、母ちゃんも息子もちょっと普通じゃないところもあるじゃない。

平山 そうですよね。母ちゃんなんか、空気が読めないというかさ、ジャックがタイプライターに向かっていると、「予報では今夜は雪だそうよ」とか言って、ジャックも「だからどうした？」「君が来るたびに仕事が中断される。気が散る」みたいにかなりイラついてますもんね。

春日 母ちゃんがもっとね、ミもフタもない現実生活の代表者みたいな人間だったら、ジャックの精神的暴走に歯止めがかかった可能性はあるよね。でもさ、平山さんが言ったように空気が読めなかったり、ちょっと現実感が希薄なところがあるよね。しかも、息子は超能力者でしょ。結局のところ、母ちゃんと息子はジャックの狂気の触媒にしかならなかったようにも見えるよね。

平山 だって、「あのホテルに行けば書ける！」って強く思い込んでいたジャックだったのに、最後は料理長のハロランを殺してるんですよ、斧で刺して。ひどい話じゃないですか。「お前、人殺しじゃなくて、小説書きにきたんだろ！」って思いますよね。それで面白いと思ったのは、ジャックにとってあのホテルで小説を書くことがいちばん重要なことだったわけじゃないですか。

春日 そうだね。

平山 それが、途中から「契約」になるんですよね。「俺は5ヵ月間管理人としての契約があるのに、それをどうしてくれるんだ！」っていうふうに転換するでしょう。あれは、なんなんですかね。

春日 アル中の人ってさ、「契約」だとか「約束」といった「男の美学」だとかにこだわって、ナルシストみたいなタイプがなる場合が多いじゃない。特に「男性性」というものに強いこだわりを持つわけ。その男性性の危機のひとつにさ、インポになるというのがあってね。

平山 あーーっ！　先生、それすごい発見ですよ！　ジャックはインポだったんだ！　そうですよ！　絶対そうですよ。料理長のハロランがダニーに「近寄ってはいけないよ」と言っていた237号室にダニーが入って首を絞められたから。ジャックが確かめに部屋に行くと、風呂場

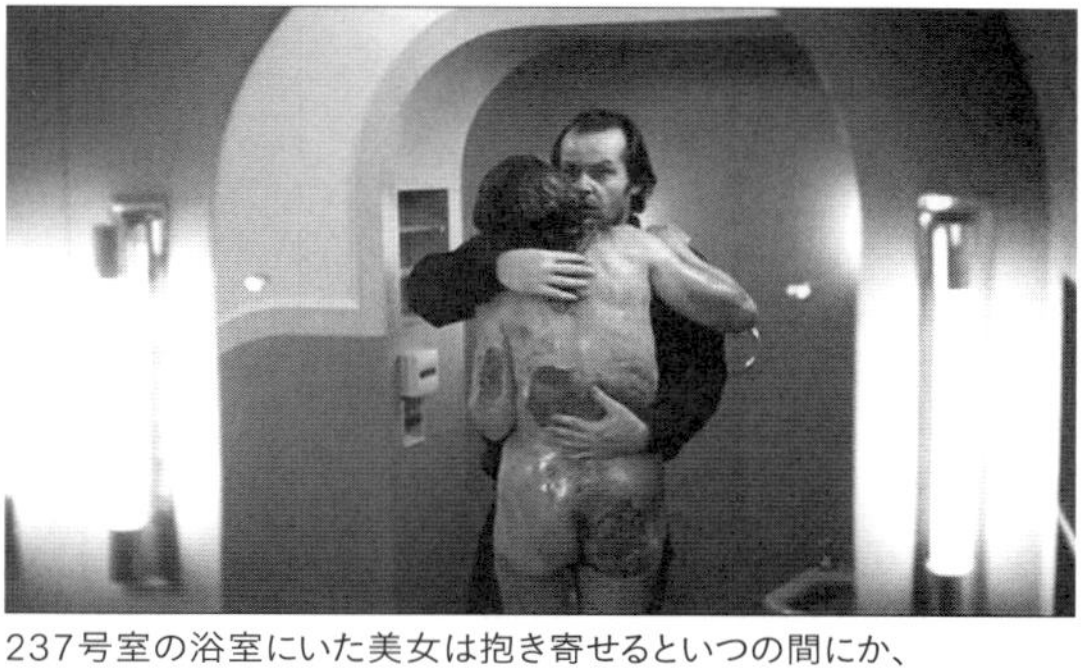

237号室の浴室にいた美女は抱き寄せるといつの間にか、肉体が腐った老女となっていた

に全裸のキレイな女がいて、ジャックがキスするじゃないですか。でも、女はいつの間にか身体の一部が腐ったババアに変わる……あのシーンって、ジャックがキスから先の行為には進めない、抱きたくても抱けないジャックのジレンマっていうか、ジャックがインポだっていうことのメタファーかもしれないですね。それで、ジャックはハロランを斧で殺すじゃないですか。なんでだろうって、思ってたんだけど、春日先生の話を聞いて腑に落ちたところがあって。休暇中のハロランの部屋が映るんだけど……。

春日 あ、裸の女のポスターね。

平山 黒人のアフロの女性のポスター。2枚映るでしょう。

春日 2枚あったね。ベッドの上とテレビの上に。

平山 そうそう。つまり、ハロランはまだまだ現役なんですよ。だから、インポのジャックは頭にきてハロランを殺しちゃったんじゃないですか?

春日 なるほどね。

平山 キューブリックの映画って、重要なことはだいたいトイレで起こるんですよ。『シャイニング』でジャックと前の管理人のグレイディが話すシーンがあるじゃないですか。「あなたこそが、管理人だ」って。あのシーンもトイレですもんね。

トイレってちんちんいじったりするから、やっぱり重要じゃないですか。

あと、劇中には言われてみれば、セクシャルな要素があったなと。

息子のダニーが着てたのも、「アポロ11号」のセーターでしょう。ペニスのメタファーともいえるかもしれないですね。

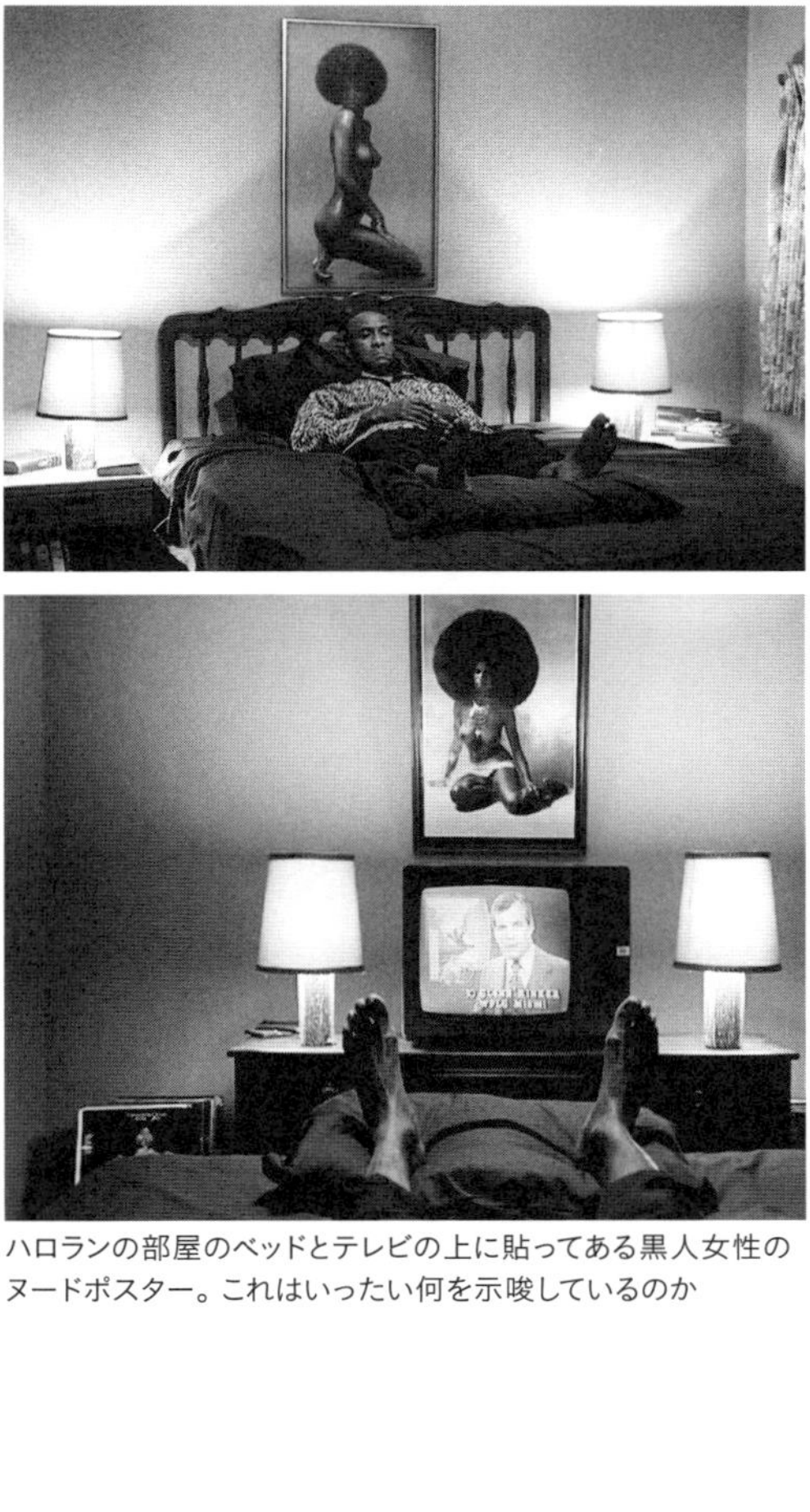

ハロランの部屋のベッドとテレビの上に貼ってある黒人女性のヌードポスター。これはいったい何を示唆しているのか

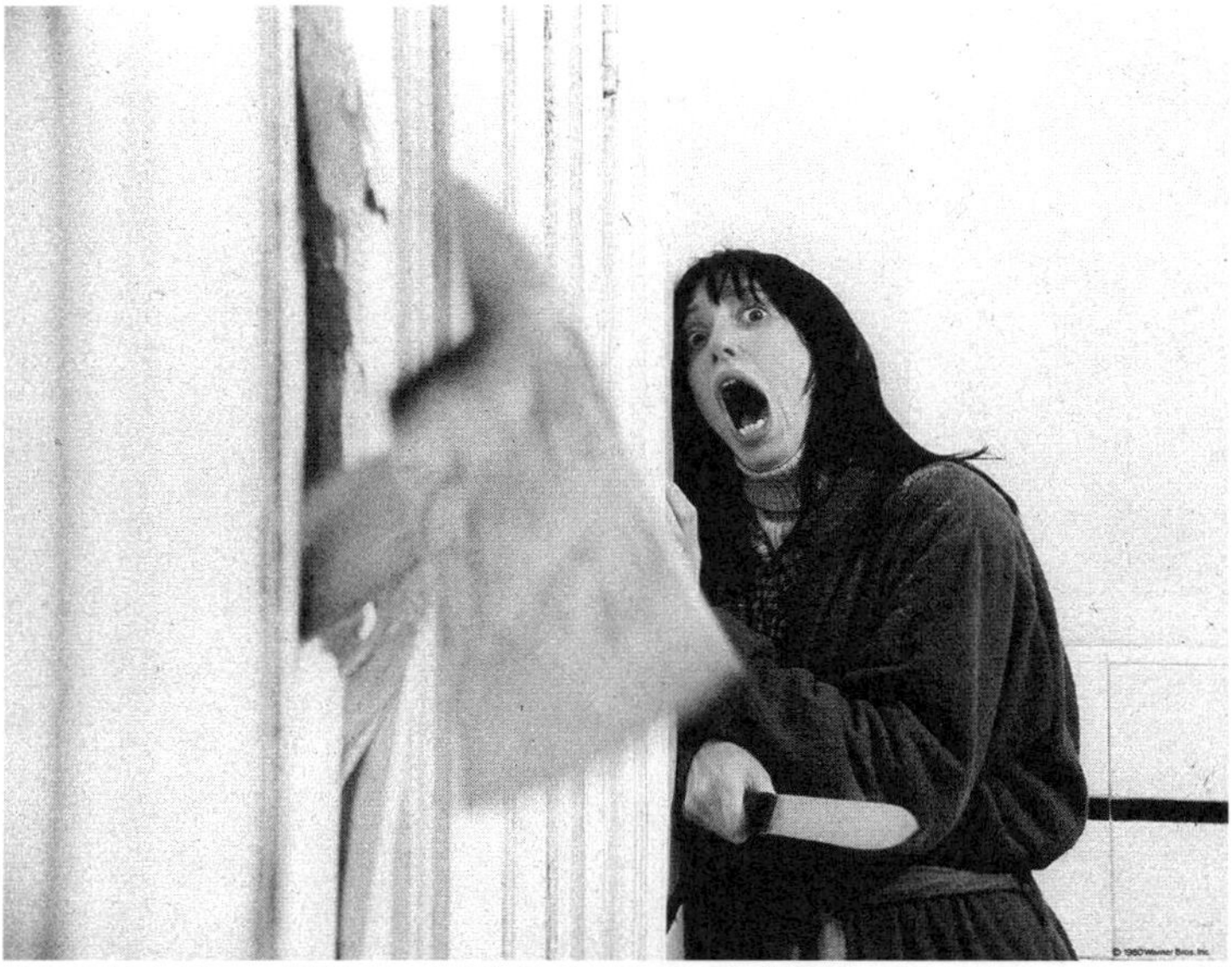
© 1980 Warner Bros. Inc.

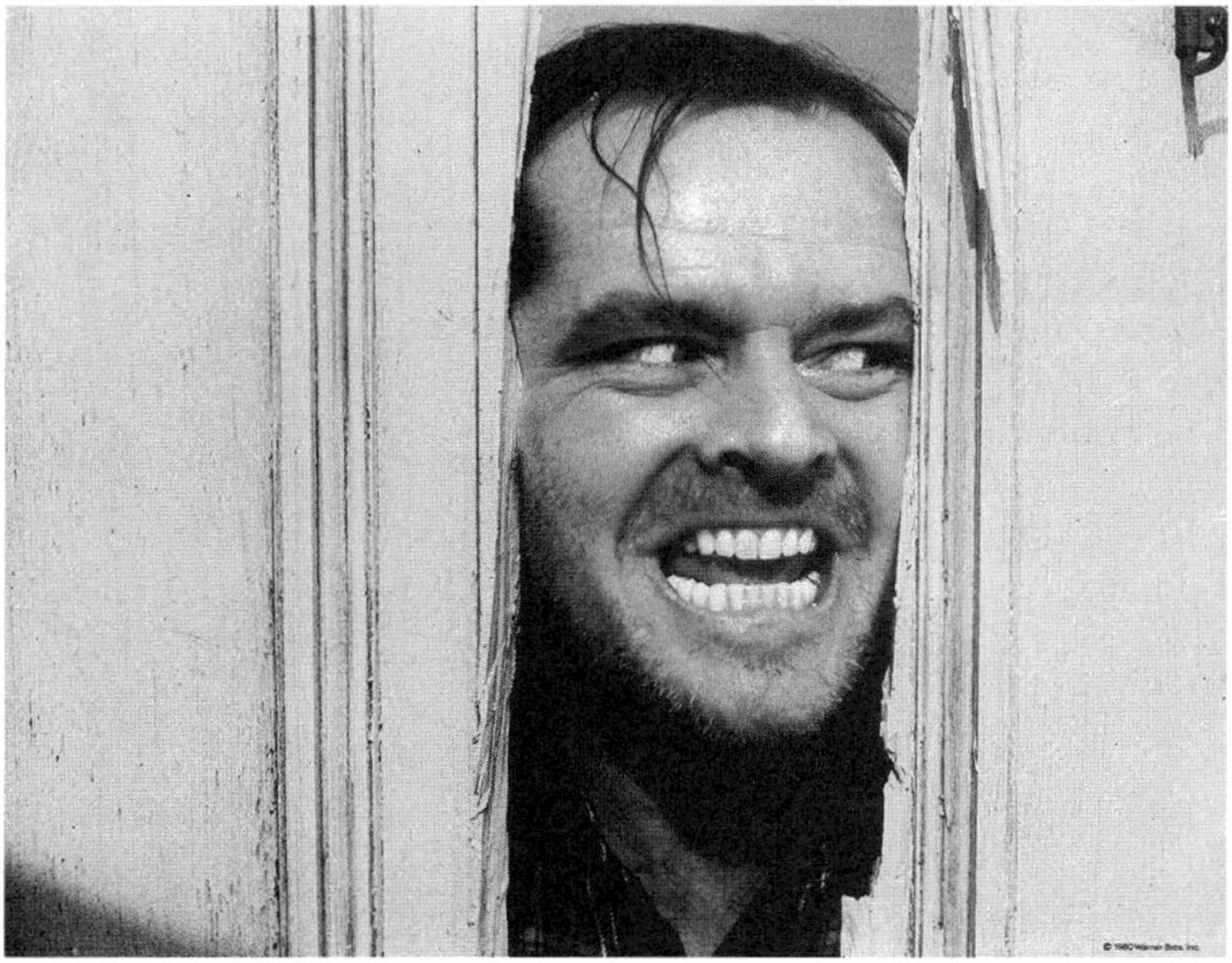
© 1980 Warner Bros. Inc.

春日　そうすると、延々と同じフレーズの原稿を繰り返していた行為も、不毛なマスターベーションといえなくもないな。

平山　なるほど。同じことをシコシコシコシコシコと繰り返しているわけですもんね。形とやり方は違いますけど。

春日　しかもさ、それを母ちゃんに見つかるわけでしょう。「あなた、何これ？」って。昔でいえばさ、部屋で勉強しているふりをして、実はエロ本を読んでマスターベーションしてるところを母親に見つかるようなもんだよね。

平山　ジャックもさ、「ついに俺の秘密を見たな！」とか「見るんじゃねぇ！」とか言うのかと思ったら、「傑作だろう？」って。なんだよ、それ！

でも、「ジャック＝インポ説」は可能性が高いですよ。スティーブン・キングも原作では書いていないんですけど、キングってアル中だったじゃないですか。

春日　そうだね。

平山　病院送りぐらいになるアル中だったんですよ。だから、書きたくなかったんじゃないですか。ちんちんが勃たない問題については。

全世界に向けて「俺はインポだ」なんて言いたくないですもんね。

それにしても、「ジャックはインポ」はすごい発見ですよ、先生！

【注】

［＊1］２０１９年1月24日の午後11時過ぎに「娘を風呂場に連れて行ってもみ合いになり、意識や呼吸がない」との１１０番通報があった。救急隊が駆け付けると、浴室で栗原心愛さん（当時10歳）が倒れており、すでに死亡していた。心愛さんの体には複数のあざがあり、日常的に暴行を受けていた可能性があるとして警察が捜査を進め、翌25日の午後、父親の栗原勇一郎容疑者（当時41歳）を逮捕した。同容疑者は24日午前10時から午後11時20分ごろまでの間、自宅で心愛さんに冷水を浴びせるなどの虐待を加え死に至らしめたとされる。のちに母親のなぎさ容疑者（当時31歳）も逮捕された。心愛さんは２０１７年11月、当時通っていた小学校のアンケートで父親による虐待を訴えた。だが結果的に心愛さんが虐待を訴えたアンケートのコピーが栗原容疑者の手に渡った。以降、栗原容疑者の虐待はさらにエスカレートしたと見られており、心愛さんも転校先の小学校で2回行なわれたアンケートで虐待を訴えることはなかった。

［＊2］なかひら・たくま（１９３８年7月6日－２０１５年9月1日）。東京外国語大学スペイン科卒業後、総合雑誌『現代の眼』編集者を経て、写真家に。１９７７年、篠山紀信との共著『決闘写真論』を刊行後に病に倒れる。生死をさまよい、記憶の大半を失うも、以降も写真家としての活動を継続した。

第6章

暴走する狂気

扇風機おばさんと醜形恐怖

平山 最近ね、年齢が60近いのに皺がないっていう人をよくテレビとかで見るんですよ。もうさ、人間じゃなくてセルロイドの人形みたいで、ほとんど顔も動かない人、たくさんいるじゃないですか。

春日 たしかにいるね。でもさ、結局誰でも歳をとるわけだから、現実と向き合わなきゃならないんだけど、それができない人がけっこういるわけよ。

平山 人間って、良かったときのことが忘れられないっていうのはあるじゃないですか。忘れられないっていうのはわかりますよ。でも、そこにさ、取り込まれるっていうのは、ちょっと怖いですよね。

春日 そうだね。美容整形、若返り、皺取りとか。そういうのに取り込まれる恐怖というのはあるね。

平山 だからね、そういうなかで、「あ、この人は正常だったんだな」と思ったのは、樹木希林ですよね、やっぱり。

春日 たしかにね。あの人は現実をさ、自然に受け入れてた人だよね。

ただ、現実を受け入れるのって勇気がいることじゃない。でも、受け入れる勇気がない人はさ、現実から逃避するために整形とかに取り込まれちゃうんだよ。

平山 だって、総額2億円ぐらいかけて全身整形してるタレントでヴァニラさんっているじゃないですか。もうあのレベルまでいくと、元がどんな状態だったがわからないですよね。でも、なんであそこまでなっちゃうんですかね？　一度いじると「もっと、もっと」っていう感じになるんですか？

春日 うん。もっともっとって、なるね。

平山 そうなんですか。

春日 いじればさ、どうこう言っても今までの顔のほうが見慣れているわけだから、新しくしたら違和感が生じるに決まっているじゃない。

そうするとね、その違和感をイコール「変だ」というふうに思っちゃう。

平山 でも、手術の前に「目はこんな感じになりますよ～」「鼻はこんな感じですよ

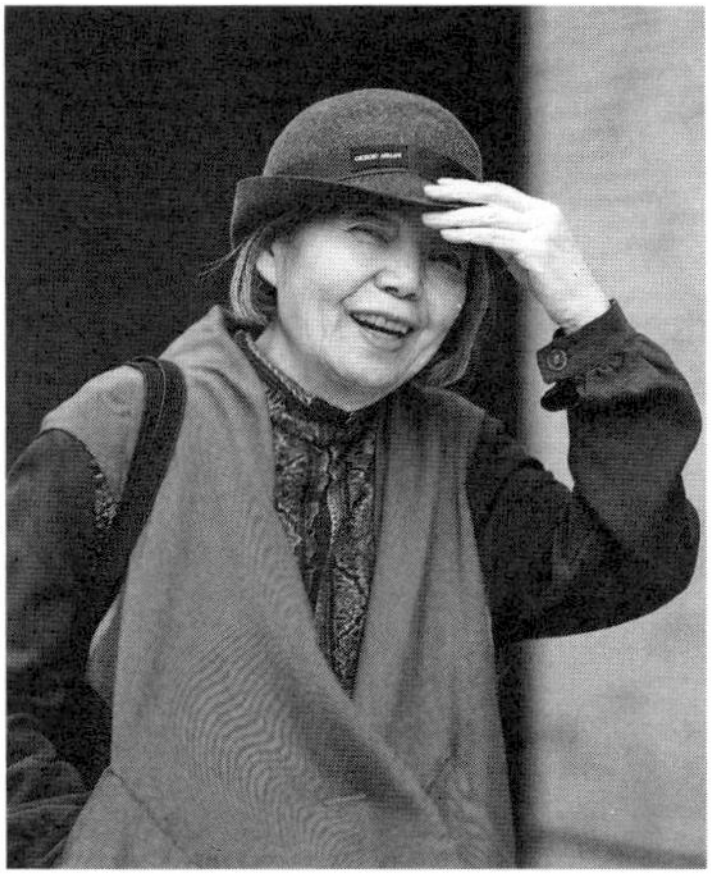

現実を自然に受け入れていた樹木希林（享年75）。現実を受け入れることは、簡単そうで、なかなか難しいことなのかもしれない（©朝日新聞社）

〜」とかの説明は医者からあるわけですよね。

春日 もちろん、あるよ。でもさ、自分が想像する整形後のイメージとさ、実際の手術後のイメージが完全に一致するのって、難しいんじゃない。整形前は「ここさえなんとかすれば」ってひたすらピンポイントで思っているけど、整形後は全体のバランスのなかでメスを入れた部分を眺めるんだから、ギャップが生じて当然だよね。そのギャップが大きければ大きいほど、それを埋めようとしてさ、どんどんハマっていくような感じがあるんじゃないかな。

平山 前にさ、扇風機おばさんっていたじゃない。

春日 いたいた！　顔がものすごい状態になっちゃった人ですよね。

平山 去年（２０１８年）の12月（15日、享年57）に死んだけど、彼女の場合は整形依存だよね。統合失調症も患っていたなんて話も出てたけどね。

なんか整形手術の初期段階で闇医者に引っかかって、そこからみたいだよね。

顔に大豆油とかパラフィンとかを自分で注入してたら、あんなふうに顔が腫れ上がっちゃったみたいだけど。

平山 大豆油を入れるって……どういう意味ですか？

春日 病院に行かなくても入手できるもので、自分で注入できるものっていうことだったみたい。金がかからないでしょう？　あとは、彼女のなかに、何か柔らかいものを注入すればＯＫみたいなイメージがインプットされていたんじゃないかな。

平山　扇風機おばさんの場合、あそこまでいっちゃうと、それはもう、醜形恐怖なんですか？

春日　いや、醜形恐怖とは、ちょっと違うんだよね。

平山　違うんですか？

春日　うん。醜形恐怖というのは、むしろ人間との関係性での話でさ。たとえば、俺が「自分はブサイクだ」って悩むとするじゃない。さらに、「俺がブサイクだから、最近平山さんは俺を避けてる」という方向に思考がいくわけ。でも、平山さんを恨んだりとかそういうことではなくて、「平山さんが避けるぐらい、ブサイクな俺に問題がある。申し訳ない」と悩むわけよ。

平山　なるほどね、だからフォビア（恐怖症）なんですね。「自分に原因がある」「迷惑をかけて相手に申し訳ない」と。そうなると、人に会えなくなったり、外に出られないということになりますよね。

春日　そうだね。昔、息子が事実上のひきこもり状態だっていう母親が相談に来たことがあってさ。

当時、まだスマホなんてない時代だったからさ、息子がカメラで自撮りした写真を何枚か母親に持たせて、「この写真を持って、美容整形に行って、俺が整形手術を受けられるように話をつけてこい」と言うので困り果てている、どうしたらいいかって相談に来たんだよね。

その息子の写真を見たら、ハンサムではないけど、別にことさらとんでもない顔じゃないんだよね。でも、全部の写真でさ、息子は目をつぶって写っているんだよね。

平山 えっ？　だって、整形するために医者に渡す写真ですよね？

春日 そうそう。

平山 整形手術の資料写真としては、ダメですよね。

春日 彼にとっては人と会うのはもちろんだけどさ、レンズと向き合うのもきついというのもあったんじゃないかな。レンズとは他者そのものだからさ。

平山 それは、もう相当に病んでますね。

春日 全部目をつぶっている写真ってさ、相当に異様だよ。

平山 それが醜形恐怖ですか。

春日 うん。そうだね。

何がジェーンを狂わせたのか

平山　映画『何がジェーンに起ったたか？』ってさ、忘れられない過去の栄光とか老いとかがもたらす、人間のグロテスクなところとか、リアリティあるじゃないですか。

春日　そうだね。あの映画をもう一度観直したけどさ、いやーすげぇ映画だよね。すばらしいよ。

平山　さっきの整形依存とか醜形恐怖の話じゃないけど、『何がジェーンに起ったたか？』のキーワードでもある老化や醜さを嫌悪するような病気ってあるんですか？

春日　結局ね、精神医学ではそういう現象面で病名は付けないからさ。精神医学はそういう捉え方ではなくて、そのような心性はどん

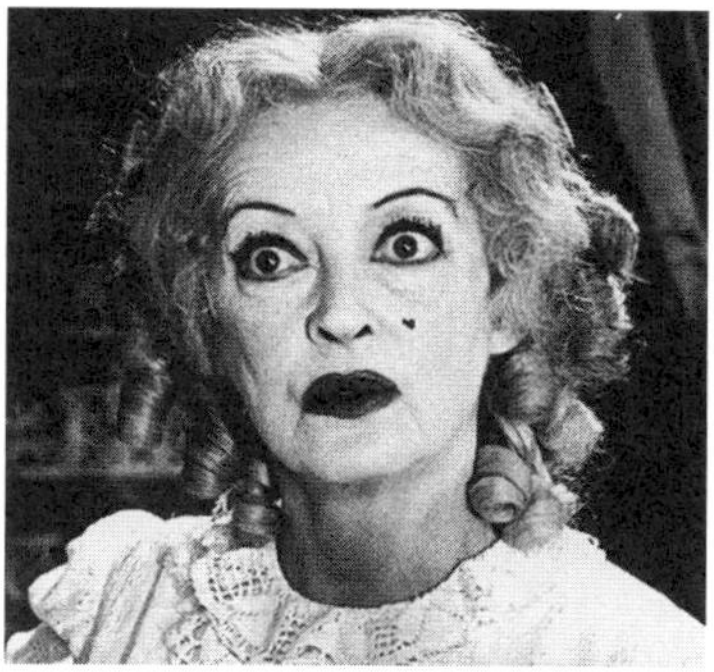

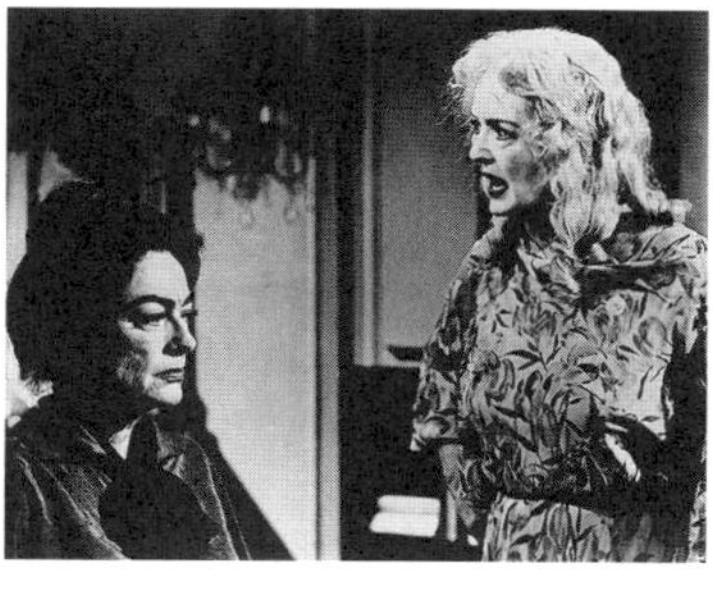

な異常にもとづいているかで考える。客観性がなくなるとか、自分なりの変な美の基準に固執するとか。

たとえば、摂食障害なんかでいえば、「何キロ以下」とか「痩せていればいるほどＯＫ」っていうのって、あくまでその人の基準でしかないものだけど、そこに異様に固執するとかね。妥協とか発想の転換とかもないからね。もしくは美容整形を繰り返して、どんどん現実離れした顔になっていくとかね。

平山 なるほどね。でも、なんかジェーンの場合って、今の現状を「本来はこういう自分じゃなかった」っていう絵図があると思うんですよね。彼女は事故がきっかけでダメになっちゃったじゃないですか。その憎しみも全部お姉ちゃんのブランチに向けられていますよね。

春日 子役スターとして一時代を築いたジェーンがパッとしなくなって、代わりにお姉ちゃんのブランチが遅まきながら実力派女優として名を上げるという展開だけど、そもそも名声は色褪せるものだし、能力は衰えて、存在感は薄れるのは自然の流れでさ。そうしたことに対抗する唯一の手段は、味のある老け役に転向するとか、アイドルから演技派へスライドするとかね。でも、それって結局は自らの「老い」や「劣化」を受け入れて、自分の現状を見つめ直す勇気が必要になるよね。

でもさ、その勇気を出さないまま騙し続けるとね、その先に待っているのは地獄だよね。

平山 俺の知り合いで、中学くらいまですごく野球の上手かった奴がいたんです。高校は野球推薦で入学したんだけど、強豪校だから全国からすごい奴がくるじゃないですか。結果的にメンバーにも入れなくなって、そしたら突然狂ったようにバイク乗り回すような、手のつけられない不良になっちゃって。髪は染めるし、タバコも吸うしでさ、謹慎処分になったりで、結局高校を辞めちゃったんですけど。野球少年だったときは、模範になるような、絵に描いたような正義の子どもだったわけですよ。それが、不良になっちゃって、「同じ人間か!?」っていうぐらいの落差がありましたよね。

なんか、ジェーンもそうだけど、自分のなかの勲章がなくなっちゃうと、人間って狂ったりするんですかね?

春日 でも、そういうのは時間が経てばさ、人生にお

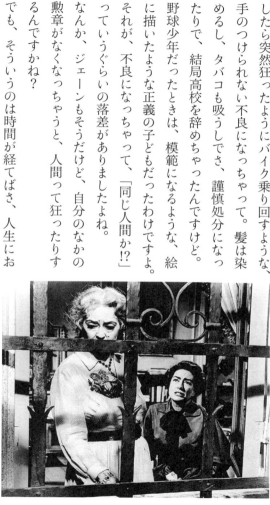

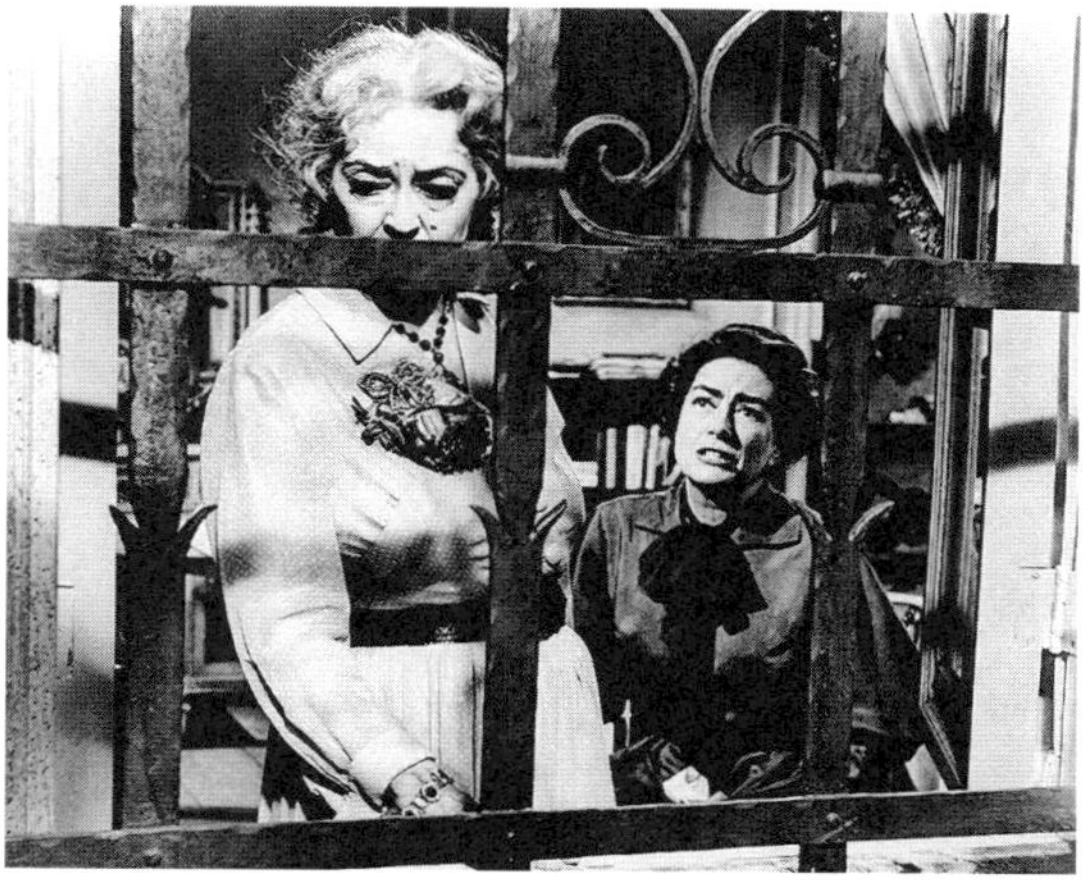

けるひとつの味わいとして思えたりするじゃない。俺も昔は荒れていた時期があったよなあ、って。

平山　ジェーンの場合は、違いますよね。あの歳になるまで「あの時代は良かった」って古きよき時代を懐かしんでいるだけでは済まなくて、どうして狂っちゃったんですか？

春日　それはさ、孤立したからだよ。あの姉妹が住んでいた屋敷って、基本的には姉妹ふたりだけの閉鎖された世界でしょう。

平山　やっぱり、孤立するのって怖いですね。

春日　うん。怖いけど、その一方で現実は見ないで済むからね。

平山　ジェーンが姉ちゃんの食事に飼っていた鳥を焼いて出したり、ネズミの死骸を出したりとか、もう一線を越えた狂いっぷりですもんね。

春日　閉鎖世界のなかだと、人間って割と暴走するからね。やっぱり人間がおかしくなる、狂う状況って、基本的に遮断されて孤独だったり、閉鎖

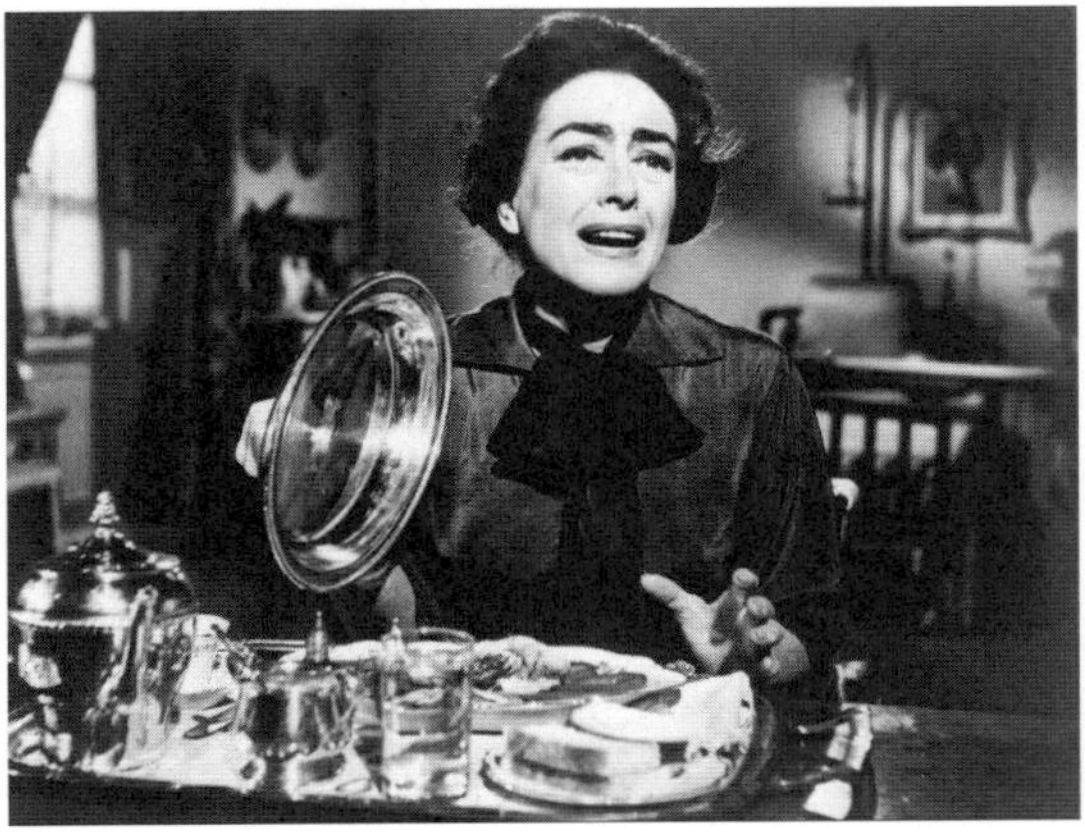

されている状態だからね。

平山『シャイニング』のジャックもそうですもんね。

春日もともと狂っていたやつが、あのホテルに行って狂気の度合いがさらに濃くなるというね。

ブランチが隣に住んでいるベイツ婦人に窓から手紙を投げて助けを求めようとするじゃない。でもさ、実際には、隣の家で虐待が行なわれていたとしても、おそらくわからないし、気づかないでしょう?

平山そうですよね。よっぽど罵声とか泣き声が聞こえるとかならまだしも。

春日だからドアの向こう側の他人の家の中というのは、踏み込めない、グロテスクな世界があるからね。怖いよ。

平山『何がジェーンに起ったか?』の監督のロバート・アルドリッチって天才だなって思ったのは、ジェーンが雇ったピアニストのエドウィンっていたじゃないですか。マザコンでデブのね。あそこで客観的な視点を入れておくというね。すばらしいですよね。

春日たしかにね。あのマザコンでデブのピアニストを投入するとは思わなかった。人間の非常に嫌な部分を撮るのが上手い監督だよね。

しかし、この映画が日本で封切りされたのって、1960年代でしょう? ちょうど俺が中学生のころで、当時ハヤカワミステリで本も出ててさ。杉並図書館で借りようとしたら、「子どもが読むものじゃない」と言われて、断られた記憶があるよ。タイトルそのものが、当時としてはすごい斬新だったからね。

「平山さんの文章って、明らかに頭打ってる人が書いた文章ですよ」

平山 『何がジェーンに起ったか?』って狂気という大きなテーマがありますよね。ジェーンは狂うことで苦しみから脱出したように俺には思えるんですよ。遁走的狂気っていうのは成立するんですか?

春日 狂うといってもさ、不可逆的な狂気っていう種類のものではないと思うの。ただしね、可逆的、つまりは一時的なものはある。それで俺が思い出すのは、『セックス・チェック第二の性』(1968)という映画。

平山 安田道代と緒形拳のスポ根モノ映画ですよね。

春日 あれでね、緒形拳が、オリンピック協会のお偉いさんの奥さんを犯しちゃうのね。犯された奥さんは気が狂っちゃって、精神病院の窓から応援歌を歌っているという場面があってね。

平山　なんちゅう映画なんでしょうね！

春日　その場面を観て、当時の俺はそういうもんだと思っていたんだけどさ。実はそういう不可逆的というのはなくて。ただ、一時的に狂うというのは、たしかにあるわけ。子ども返りみたいな退行状態、憑依、健忘、遁走、多重人格、朦朧状態などなどの解離状態、それに葬式躁病とかね。

ただね、そういう精神状態を切り札で持ち出すような人間というのはさ、性格はいくぶん偏っているような気がするよ。

平山　それを出しちゃ、しょうがないですもんね。

春日　誰も勝てないワイルド・カードでしょ。それを切っちゃうやつっていうのは、やっぱり、基本的には、問題ありだと思うけどね。

どんなにひどい目に遭ってもね、逆行性健忘症なんてならないでしょって、俺は思うわけよ。「私は……誰……？」みたいなね。

平山　でも健忘症はあるんですよね。

春日　あるよ。俺は昔もろに見たことがあってね。若い女の子だったんだけどさ。原宿の交番だったと思うんだけど、マクドナルドで「訳のわからないことを言っている」とかで店員が交番に連れてきてね。「名前も住所もわからない」というのでさ、警察が病院に連れてきて、俺が面接したの。ぜんぜん落ち着いている様子なんだけど、本当に何も覚えていないみたいでさ。当然、持ち物を調べるじゃない。やっぱり、子ども用のシステム手帳みたいなものを持っていたんだけど、身分や身元がわかるようなものは全部捨ててあった。

平山 そうすると、本人は？

春日 だからやっぱり、「自分で自分ではない」というふうにしようと思ったんだと思うよ。そういう部分と、本当に忘れちゃったという部分とがあったんだと思う。

平山 じゃあ、彼女は意識的に健忘症になったということですか？

春日 ある意味でね。ただ途中から、そのままというか、戻らなくなっちゃったのかな。面接しながら「卒業旅行が……」みたいな話が出たから、中3か高3かって考えたんだけど、いったいどっちなのかがわからない。中3だと子どもに近いし、高3なら大人に近い気もするけど、マセた中学生なのか未熟な高校生なのか見当がつかないって、相当に気味が悪いよ。とりあえずもう、身元がわからないし、かといって、そのまま放り出すわけにもいかないから、任意入院の形で病院に入れてね。そうしたら、何日かしたら思い出したみたいだけどね。

平山 その思い出すきっかけって、ふいに思い出すんですか？　それとも頭を打ったりとかのショックによってですか？

春日 彼女の場合は朝起きたら、思い出していたみたいな感じだったね。

平山 それは本当なんですかね？　詐病ではないのかしら。

春日 詐病ではなかったみたい。だから、普通は「こんな生活、もう嫌だ！」で終わるのがさ。本当に全部のアイデンティティを否定しちゃってという感じだよね。

平山 そういう場合って、ふいに記憶が戻ったりしますよね？

春日 うん。

平山 記憶喪失後に作った、新しい記憶ってあるじゃないですか。それはどうなるんですか？

春日 それは、おそらく一応はあるはずだけどね。

平山 だから、そんなに混乱とか錯乱はしないんですね。

春日 そうそう。だから、ある時点から、過去の記憶は全部抜け落ちているけれども、そこから先はちゃんと頭も働いていて、インプットされている。

平山 じゃあ、たとえば、記憶喪失になる地点がA地点だとするじゃないですか。何か衝撃があって記憶喪失になった。たとえば4時間ぐらい経って記憶が戻るとしますよね。そうすると、その4時間のことも覚えているし、A地点の前の記憶も復活するということですか?

春日 そうそう。本当の記憶喪失だったら、それこそ、ウォシュレットの使い方だって、スタバの注文の仕方だってわからないだろうと、思うけれども。

でもさ、そういうのはちゃんと覚えているんだよね。結局、自分のアイデンティティに関することだけが、きれいに抜け落ちている。だから、ある意味でずるっちいわけ。

平山 たしかに、都合はいいですよね。

春日 うん。都合よく、「私は誰でしょう?」ってなるわけよ。

平山 あの人はどうですか。若人あきら[*1]。

春日 あれは、やっぱり、解離症状で、遁走ってやつだよね。フーグ(fugue)とも言う。音楽のフーガと語源は同じ。フーガは遁走曲とも訳すしね。

平山 仕事か何かでストレスがあったんですかね。釣りか何かをやっているときでしたよね、たしか。

春日 そうそう。突然失踪みたいになっちゃって。

それで、しばらくしたら、はるか遠く離れたところで発見された。

しかも、覚えていないというのでね。

平山 そうすると、彼は、記憶喪失になって、発見されるまで何も覚えていない? それとも、本当は覚えているんですか？

春日 たぶんね。思い出したと思うんだけどね……言わないんだと思う。

平山 そういうことですね。狂言や北朝鮮の拉致なんて物騒な噂もありましたよね。そうすると、記憶喪失っていうのは、まず過去がボンと消える。アイデンティティに関しては消えるけれども、復活しているときは、記憶は復活すると。

春日 そうそう。だから、平常運転に戻るだけ。しかも、普通だったら、自分の名前もわからないといったらパニックになるわけじゃない。でもさ、ぜんぜん平気だからね。だから、平気というあたりを見ると、詐病に見えるけれど、本人も本当にわからない。

平山 そういう場合って、ご家族が来たりするじゃないですか。記憶が戻っているから、お父さん、お母さんはわかって、自分の名前も徐々に思い出していくんですか？

春日 うん。そうだね。

平山 そうすると、そのきっかけになった嫌なことも思い出すんじゃないですか？　そんなことないのかしら。

春日 それは、おそらくあると思うけどね。ただ、そのぐらいの一大イベントが起これば、周りを動揺させているわけだからさ。ある意味、自分のほうがマウントを取れるわけじゃない。

平山 なるほど。「大丈夫だった？」みたいなことになって、周りは気を遣いますしね。

春日 うん。だからさ、何年か経って危機的な状況になると、同じワイルド・カードをまた使ってしまうということがあるわけよ。

平山 よくドラマとかで見るのは、頭を強く打ったり、崖から自殺未遂をして頭を打ったとか、車に当たったとか、爆発に巻き込まれて記憶喪失とかあるじゃないですか。でも、その子はそういうきっかけじゃなくて記憶を失くしたんですよね。

春日 そうそう。

平山 もしかしたら自殺しようくらいに思っていて、記憶喪失になっちゃったのかな。

春日 ある意味では、精神的な自殺未遂みたいなことかもね。『ワインズバーグ・オハイオ』の作者シャーウッド・アンダーソン［＊2］がなっているんだよね。塗装会社を経営していたんだけど。もう嫌になっちゃって。「作家になりてぇのに」と思っていてね。そのうち、「長い間、川の中を歩いていたので、足が濡れて冷たくなり、重くなってしまった。これからは、陸地を歩いていこうと思う」と言い残して失踪して、数日後にはるか遠いところで意識朦朧の状態で発見されて、そして晴れて作家になったの。

平山 それで記憶は戻ったんですか？

春日 一応ね。過去の記憶は戻っているけれども。行方をくらました間の記憶は、あまりはっきりしないようなことを言っているね。

平山 例えばさ、亭主が記憶喪失になりました。記憶喪失になったけれども、戻りました。当然、家庭があるから、元に戻るんだけど、「どうも、この女房は俺の女房じゃないような気がする。一緒に暮らせない」なんて言ったら、それは離婚事由になるのかしら。

春日 どうだろうね。たぶん、そうしたら鑑定みたいな話になるよね。

平山 そうですよね。記憶喪失になって、戻ったけど、「どうもこんなんじゃなかったような気がする。俺の娘ももっと頭が良かったはずだ」とかさ。いろいろややこしい親父になりますよね。「お前ら、偽物だろ！」みたいな。また別の変な病気になりそうですね。

春日 だから、やっぱり、そういうことになる奴っていうのは、もともと性格的に、脆弱というか、問題なところがあるはずであってさ。

平山 なるほどね。突然じゃなくて、その前に、何かはあるんですね。突然昏倒するとか。

春日 そうそう。だって、平山さんだって、締切り過ぎてるのに、まだ原稿を書いていないいってときに、記憶喪失になっちゃえばさ、チャラになるわけよ。

平山　それ！　俺さ、いつもそう思っているんですよ！

春日　だけど、さすがにやらないわけじゃない？

平山　俺が、昔イチかバチか死ぬ思いでやったことがあるんですよ。高校の1年の夏合宿が嫌でね。上野駅に9時集合だったんで、朝早く6時に起きて、醤油を飲んだんですよ。そうすれば、具合が悪くなって行かなくて済むと思って。「よし！」って、グググっと飲んだんですけど、全然平気で。「なんで俺は具合が悪くならないんだよ！」と思いながら合宿に行った、最悪の思い出がありますけど。どうも俺って、ストイックさがないんですよね。

春日　そういうストイックさって、ちょっと違うような気もするけどな（笑）。

平山　俺なんか、絶対、記憶失くす素質というか素養があると思うんですよ。だって、俺、生後3ヵ月か4ヵ月で、ラーメン屋のカウンターから地べたに落ちて、頭を打ってるんですよ。親父とお袋は駆け落ち組だったから、子どもの育て方を知らなかったんですよ。

俺が小さいとき、お袋が俺を銭湯に連れていったんですって。風呂から上がって俺の顔とか体を拭いていたら、近くにいたおばさんがきて、「あんた、ダメよ。この子、こんな真っ赤な顔して。おたふく風邪じゃないの！」って言われたって。

その夜、ぶわーって痙攣して、俺は熱性痙攣を起こしているんですよ。

そのあと、タクシーにも轢かれていますし……（第2章参照）。

それと、小学校1年になったころかな。アパートの外階段をじっと見ていて。「もしかしたら、外から行けないのかな」と思って、手すりを外から登り出したんですよ。

でも、上にいったら、入れないじゃないですか。当たり前なんだけど。でももう戻れない状況になって、案の定落ちて、頭打っていますからね。

だから、俺、いい感じの遁走系の記憶喪失があってもいいと思うんですよ。

春日 脳にダメージが……。

平山 そう。あるんですよ、脳にダメージが！

だから、何かまずい状況のときは、「すいませんね……俺、頭を打っているから……」ってなってもいいはずなんですよ。

でも、俺の文章を読んだある出版社の編集から

「平山さん、頭打ってますよね？」

って言われたことがあるんですよ。

「え？　お前なんでわかった？」って聞いたら、「だって、平山さんの文章って、明らかに頭打ってる人が書いた文章ですよ」なんて言うんですよ。

春日 しかし、脳にダメージがあるからとか記憶喪失とか、そういうワイルド・カードを使うと、基本的に信用がなくなるじゃん。

平山 そうなんですよね。締め切りのたびに記憶失くしてたら、「また、平山が記憶喪失になってさ……」なんて言われるに決まってるんですから。

脳が病気を創造する――

平山 でも都合良くというか、自分が困ったときに本当に記憶喪失になれるんだとすればですよ、ちょっと話を拡大して、「目が見えなくなれ」とか「耳が聞こえなくなれ」とか「味覚がなくなれ」とかも可能なんですか？

春日 それはあるよ。だから、ヒステリー性の盲目とか。そういうのあるからね。

平山 え、ほんとかい！

でも眼科とかで目に光を当てて、検査みたいのするじゃないですか。ヒステリー性で目が見えない状態でも、その光には正常反応を起こすんですか？

春日 結局、見えないと言っても、それこそ、その人が持っている、映画や本で知った「目が見えない」という状態がそのまま反映されるわけよ。いかにもリアリティがなくて、作りものっぽいものだけどさ。

平山 偽物みたいな感じになっちゃうわけですか？

春日 そうそう。だから、一応、ヒステリーみたいなものだと、想像し得るあらゆる病気が出現する。それどころか、存在しない病気までも出現する。

平山 そうですよね。

春日 結局、思うに、人間って、自分の精神がいろいろな意味でおかしくなったときって、それをそのままでは認識できないみたいなんだよね。少なくとも、それをそのままキレイには。そうすると、何かわかりやすい形に落とし込むわけよ。あるときは、目が見えないというふうな形に、それ以外にもいろいろイメージを持っていたら、そっちに落とし込むだろうしさ。今だったら、うつ病という形に落とし込むとかさ。流行りがあるからね。

平山 流行りってありますよね。だって、ビリー・ミリガンのとき、多重人格者がドキュメンタリーにやたら出てきましたもんね。

春日 そう。だから、そういうふうに、自分がなんか精神的に調子が悪いときってさ、そんな状況を名づけようがないからさ。

そうすると、すでにひとつの枠みたいなのがあると、それに落とし込むよね。だから「新型鬱」とかが流行ったりとか。

平山 ちょっと前は、アダルトチルドレンとかね。

春日 そうそう。PTSDがどうしたとか。もっと昔だと、神経衰弱とかノイローゼとか。

平山 ノイローゼっていうのは、鬱ではないんですか？

春日 鬱ではなくて、神経症だからね。ただ、それだって、いわゆる神経症性の鬱状態なんていうのがあるわけだからさ。そんなの、けっこう症状的には似通っていたりするからさ。

平山 やっぱり人間の脳って、相当影響するんですね。

精神科医に必要とされる「能力」

平山 それ考えるとさ、先生の仕事って相当ハードですよね。

春日 いかにも忙しいとかキツイってハードさではないけどね。たとえば精神科医に必要な能力って、自己主張を抑えて相手に合わせるとか、つまらない話でもじっと我慢して耳を傾けるとか、そうした類の忍耐力だからね。

平山 だって患者さんの話も面白い話かどうか、わからないですもんね。

春日「またこれかよ」って。こっちから先に結末まで言ってやろうかと思ったりするけれど。でも、毎回その話に付き合ってあげれば、向こうは気が済むんだから。ちゃんと相手の目を見て話しを聞くのは俺だけだったりするんだもん。相手にとっては、この世界で自分を受け入れてくれる最後の人間が当方だったりするわけでさ。

平山　大変ですね。だって、人間の言葉って聞いたりすると、やっぱりこっちも反応が起きるじゃないですか。先生、何かストレスとか溜まらないですか？

春日　すげえ、溜まる。

平山（笑）。え、そういうとき、どうするんですか、春日先生は。お酒を飲んで発散するわけでもないでしょ？　どうするんですか？　音楽とか聴くんですか？

春日　何しているんだろうな……。

平山　だって、大変だと思う。松沢病院も大変だったろうし、墨東病院のERとかも大変だったでしょう？

春日　大変よ。

平山　夜中、救急で自殺未遂した人が入ってくるとかあるわけでしょう？

春日　うん。結局、俺の場合は、文章を書くということがさ。

俺にとって書くことは混沌として無茶苦茶なこの世の中のありようを紙の上で編集し直

して、ある種の秩序を取り戻させる営みに近いから、それはまぎれもなく救いになっているなあ。

平山 精神科の先生、もしくは例えばカウンセラーという人でも、精神を壊す人はいないのかな？

春日 いや、いくらでもいるよ。

平山 自分で治せないいんですか、そういうの？「あ、俺は、今この症状が出ているな」とか言って自分で薬を処方して治したりとか。

春日 だから、俺は、一時、かなり追い詰められたけどさ。

平山 占い師のところに通ったとき［＊3］ですか？

春日 そう。同業者のところに行ったら、つい採点しちゃうじゃない。「お前、60点だよ」って。

平山 先生ほど腕ないから、それはしょうがないですよ。

春日 でも、占い師も、ちょっと気に入らなかったんだよね。どいつもこいつも適当ではあるけれどもさ。ただ、それでも、ただのおばさんに向かってグチグチ言っているとさ、けっこうすっきりするものなんだよ。

平山 でもそれって、かなりの発見があったんじゃないですか？

春日 いや、大発見だよ。というのはさ、カウンセリングなんかで、話を聞くだけで効果があるというのは、理論的にも実際のところもそうなんだけど、俺としては「本当かな」なんていう気分があったのよ。でもさ、実際に占い師のところに行って、占ってもらってさ、本当だった。だって、泣くんだよ。このシニカルな俺が、さ。

平山 いや、それは、なんとなくわかりますよ。なんかね、自己開示していくと、気持ちいいんだよね。

春日 そう。

平山 それで向こうもこっちのつまんない話を嫌な顔をせずにさ、「うんうん」「そうですね、そうですね」なんて言われるとね、ついついなんでも話しちゃってさ、ずいぶんとすっきりした気分になりますよね。

春日 しかも、そういうとき、ただのおばさんみたいなほうが楽なんだよね。

平山 そうそう。要はさ、あれでしょ。本当に、山頭火になったような気持ちで、村はずれにいたら、農家のおばちゃんがおにぎりをくれて、そのおばさんに話をしていると、ちょっとボロボロ泣けてくるみたいな。

春日　そうそう。

平山　農家のおばちゃんのほうが、どこかの哲学者よりいいわけ。「お前、これ食え」「おばちゃん、ありがとう」みたいなね。うん。それ、ありますよね。それと同じような効用が、映画とかを観ているとありますよ、やっぱり。自然法のなかにあるものが、どうも人間の情感を激しく動かすんじゃないかなと、俺、思うところがあって。

春日　たしかにね。やっぱり、そのリアルさには、何も勝てないというかね。

平山　ありますよね。やっぱり、それは。盗むな、殺すなから始まるんだけど。自然法のなかでいちばん大きなものは何かというと、許すということなんだって。許さないってことになると、もう、それは戦い。いつまでも止まらないので。だから、俺なんか、案外ホロっとくるのは、悪い奴なんですよ。悪いことをしていた親父とかが、子どもに謝ったら、「大丈夫」とか言われてさ。「なんだよ、ばか」とか。いい話だな、みたいなね。「誰だって親は初めてやるんだよ」とか映画観て思うわけですよ。やっぱり、あながち、バカにできないですよね。

春日　そうだよね。

平山 だから、昔からの慣習ということでいえばさ、居酒屋でみんな飲んだりするじゃないですか。あれも、ちょっとそれに近い。

春日 たしかにね。たぶん、それのカウンセラー度が、もっと高くなるのが、スナックのママだと思うよ。

平山 カウンセラーとか精神科医の先生が、絶対に使わないテクを、スナックのママは使えるわけよ。ちょいちょい下品なジョークをぶっ込む。

「どうしたの？　中折れ？」「何言ってんだよ！　違うよ！」「いやあね」なんてね。

絶対、カウンセラーとか言わないでしょ、そういうの。

春日 それと、「嫌なことがあったら飲みなさいよ」って。

平山 わかる、わかる！　つい、くだを巻いちゃうんですよね。

春日 一見したところは芸のない日常の些細なやりとりになんらかの真実が潜んでいる、って気にさせられるよね。洗練されていないからこそ意味を持つような。

そういえばマンネリってやつも意外に重要な戦略になったりするんだよ。

たとえば慢性期の統合失調症の人との面接なんかだと、わざとマンネリに徹したやりとりをする。毎回、判で捺したように決まった順序で決まったことを訊く。

「眠れていますか」「いらいらすることがありますか」って具合に。そういうことに対して「お前、いつも同じ調子で手を抜くんじゃないぞ！」なんて怒る人はいないの。こちらが、「ところでアベノミクスについて君はどう考えるかね」なんていきなり言ったら、向こうは大混乱するからさ。

平山 そうか。そういうことを俯瞰して処理するだけの余裕がないから。

春日 そうそう。だから、マンネリということは、次の展開が想像できるということじゃん。それは、安心感に繋がるからね。

平山 要は、自動車教習所に行けば、第一段階をずっといつも回っているのと同じだもんね。

春日 とは言うものの、マンネリに徹するというのは、きつい。

平山 大変だよね。俺だったら、「あー！　お前らの話は聞き飽きた、バカ！」って言っちゃうもん。でも、そういう心得みたいなこと、医学部の授業で教えたりしないですよね。

春日 教えないよ。

平山 精神科の先生は別として、外科の先生とかって、「これはこう！」だとかって、すぐ決めないですか？

春日 それなんだよ。俺、最初は産婦人科にいたじゃない。でもさ、産婦人科医ってみんな患者の話を聞かないんだよ。「もうちょっと聞いてやればいいのに」ってずっと思ってたよ。

平山 外科って聞かないよね。

春日　聞かない。「俺の言うこと聞け」でしょ。まあ、それを頼もしいと感ずる患者もいるけど。

平山　俺が治してやるんだから文句を言うな、みたいなさ。

春日　産婦人科にいたときはさ、俺は割と聞くようにしていたんだよね。だから、俺はさ、精神科の適正があったんだよ、まじで。

平山　そういう、マンネリに耐える力というのは、本当に、現場で作るしかないわけですか？

春日　そうだよね。

平山　だって、今の医学部の学生なんて相当優秀で昔から、「あの子は頭がいい」って褒められて、褒められて、それで医者になるわけでしょう。そんな表舞台しか知らない奴らが同じ話ばっかりする患者の相手なんてできるわけがないですよ！

春日　そうそう。だから、丁々発止の繰り返しというのを期待してたら、ぜんぜんないわけ。

平山　映画『羊たちの沈黙』のレクター博士とか観てさ、「なるほど、こういうふうに言うんだな」みたいに学習して、患者さんに「君は何の絵を描いているんだい？」とかなんてことは、ないんでしょ？

春日　ないの。

平山　だって、臨床心理士でも、ほとんどが心理実験なんですって。

春日　そうだろうね。

平山　データを取るだけだって。実際に会って、「あなたは日焼けしていますね」「日焼けして、足を引きずっているので、アフガン帰りですね」なんてことは、絶対にやらないんだって。

究極の苦悩の果てに、いったい何があるのか

春日　そうそう、それで、あれの話だったんだよね。『セックス・チェック第二の性』。

平山　犯されて、頭がおかしくなっちゃったという。

春日　結局ね、いわゆる俗な考え方だと、苦しみとか悩みの究極というのは、気が狂うか自殺ということになっているわけじゃん。

平山　はい、はい。

春日　ただ、そんなことはないんだよね。たしかに、あまりの苦しみの果てには、うつ病になっちゃったりとか、心ここにあらずといった状態になったりとかあるけどさ。でも、その程度であってさ。やっぱり、自殺とかすると言ったら、斜め上の方向に行く奴だよ。

平山　やっぱり、死ぬことって、ちょっとアクシデント的なものがないと無理なんじゃないで

すか？　頭の中に。ちょっとジャンプするみたいな。

春日　そうそう。そのジャンプが、本人の病的なものがたぶん関与しているはずだからさ。そうすると、あらゆる自殺は、すべて精神の病であるというのは、あながち外れではないような気がするけどね。

平山　なるほどね。

春日　式貴士《しきたかし》［＊4］の『カンタン刑』（1979年・CBSソニー出版）なんかでは、主人公は最後は気狂っちゃうけど、現実にはそんなふうにはならないね、たぶん。脳内物質か何かが出て、さらに精神は、解離状態みたいなことになったりして。そこで、もう、訳がわからなくなっちゃう。

平山　なるほどね。要は、その現実自体を否認し続ける方向に持って行くということですよね。そのほうがリアルな気がしますね。逆にいうと、もう、最近、借金苦で自殺すると、保険金が降りないじゃないですか。満額降りなかったりするので、今は自動車事故に見せかけて突っ込むというのが多いらしいんですよ。

春日　なるほど。

平山　それも自殺ではあるんだけど、それって、相当論理的にやらないとできないですよね。

春日 そうだよね。

平山 誰に突っ込んでもいいわけじゃないから。なるべく、人に迷惑のかからないところで、みたいなことだからね。

そういうふうでないと、逆に、自殺までいかないでしょうね。その人の場合っていうのは、自殺っていうのは、結果ではないわけ。通過地点。結果は、保険金が降りることだから。そんなふうにしないと、死ねないのかもしれない。

狂った結果、自殺っていうのは、自殺がゴールだけれども。自殺をゴールに置くっていうのは、ちょっと難しいかもしれないですね。

春日 そうだね。やっぱり、ジャンプがないとさ、そこまでいかないよ。

「反復というのは癖になる」

春日 さっき話した野田の小4女子虐待死事件でね、虐待に関してちょっと付け加えるとさ、虐待が発覚しづらいケースというのは、だいたい被害者が洗脳されちゃっているという大きな問題があるじゃない。野田の女の子のケースみたいに学校に言おうとしたのに、それがダメになっちゃうというケースではなくてね。

被害者が被害を受けていると言ってくれればさ、いくらでも動きようがあるんだけど、言わないんだよね。むしろ「余計なことはしないでください」という感じになるんだよね。

平山 それはなぜですかね？　バレたら怖いとか、復讐や報復が怖いという心理ですか？

春日 そうではなくてね、やっぱり「自分が悪いから殴られるんだ」とか、そういう方向に思考がいくんだよね。洗脳されているから。

平山 俺が思うに、やっぱりそういうことが起こる夫婦やカップルって、なにか特質みたいのがあると思うんだよね。する側の男もさ、受け入れちゃう側の女とかもさ。

春日 ものすごいピタっとはまるんだよ。
あとは、そういう女を嗅覚みたいので見つけるんだと思うんだよね。
北九州監禁殺人事件の松永太とかはさ、自分が支配できるような女を見つけるのが上手かったんじゃないかな。

平山 俺の知り合いでもさ、ろくでもない男とばっかり付き合う女の子がいてさ。暴力振るわれたりとかするわけですよ。それでね、別れると普通の男と付き合うんですよ。「良かったね～」なんて話してると、半年ぐらいですぐ別れちゃって、そうすると、またひどい男と付き合い出すんですよね。
「お前さ、真ん中に普通の人挟めばいいって思ってるのか？　瑕疵物件じゃないんだからさ！」と説教してやったんですよ。でも、なんでなんですかね？

春日 普段は暴力的でろくでもない奴が、ときどき優しい面を見せたりするとさ、それは強烈な印象として残るわけよ。

平山 普段優しい奴が優しくてもね。

でも、そういう男に惹かれるのって、アディクト（中毒者）じゃないんですか？

春日 うん。それに近いと思うな。

平山 だから、逆にわざと怒らせるようなことをしてみたりとか。

春日 どこかしらで挑発みたいなことはあるんじゃないかな。

だって、男のほうもさ、「お前のそこが気に入らない」とか言って殴るわけじゃない。

平山 そうですね。いわば年中行事みたいなもので、お互い話の持っていき方とかも学習しているから、そのパターンになりますよね。

春日 だから、どこかで吉本新喜劇になるわけ。「また、あれだ！」「やっぱりやったよ！」と、もう、毎度お馴染みの展開とオチでさ。あれも最初はバカかと思うけど、そのうちに待ちわびるようになるわけね。

平山 そのループに入ったら、そうなりますね。

春日 反復というのは癖になるわけでさ。電気グルーヴの音楽と同じでね。

平山　あぁ、反復ですね。習慣性というか。
昔、家の近所にいつもひどい喧嘩をしている夫婦がいまして。親父は酒飲みで商売やってたんだけど、客から預かった金を使っちゃうようなどうしようもない奴でね。そんな親父がベルトを手に巻いて、バックルの部分で殴るもんだから、母ちゃんなんかいつも顔を腫らしてひどいんだけど、なんか、仲良かったりするんですよね。俺、ぜんぜん理解できないんですけど。

春日　その母ちゃんからするとさ、「どうしようもない夫をわかっているのは私だけ」とか思っているわけよ。そうするとさ、気持ち的には母ちゃんのほうがマウントを取っている状態なわけよ。

平山　なるほど。『シャイニング』のジャックとウェンディだ！
「あなた、書けなくて大変ね。でも、私わかっているから。支えるから」とか言っておきながら、ジャックが一生懸命タイプライターに向かっていると、ウェンディが「今夜は雪が降るらしいわよ」といってジャックをイラつかせるみたいな。「そんなことわかってんだよ！」と。

春日　ああ、こいつまた俺をイラつかせやがって、と男が殴ることで予定調和になってね。その反復。

平山 でも、ノーマルな人間だと、当たり前のように日常が過ぎていくから、ないんですよね。

春日 つまらないというか、手ごたえがないんだろうね。

平山 手ごたえね……でも、なんでそうなるんですか。生まれ持った資質みたいなものですか？ それとも成育歴とかですか？

春日 成育歴は大きいと思うよ。

だいたいどんな悪い家庭環境でも、そこにずっといたんだから、もうそれに馴染みができる。そうすると、ある種の懐かしさというか馴染みで、それに近いものに惹かれるじゃない。

あるいは、自分がこれだけ不幸だったんだから、それを「100パーセント避けるというのでは私は負けだ。もう一度同じ形で、そこから脱出するという形じゃないと、本当に勝ったことにはならない」みたいなね。

平山 なるほど、再現するわけですね。

春日 そう。だけど、再現したら飲み込まれるだけだよ。

映画『鬼畜』が示唆した「犯罪者の典型的心理」

平山 でもさっき春日先生が言った、外道がちょっとしたときに見せる優しさにやられるというのは、ちょっとわかる気がしますね。『男はつらいよ』の寅さんが、いきなり浦安の豆腐屋で朝から一生懸命働き出したら、「えぇ！　ほんとかい！」ってびっくりしますもんね。

春日 そうそう。やっぱりさ、そのギャップとか落差にやられるわけだから。

平山 たしかにそうですね。渥美清さんも、寅さんのイメージと違って、実際は怖い人でしたからね。

だからね、映画の『鬼畜』も緒形拳じゃなくて、渥美さんがやるっていう話があったみたいですけど、松竹からストップがかかったという話がありますよね。

春日 渥美さんがやってたら、相当に怖いよね。

平山 テレビ版の『男はつらいよ』はさ、映画と違って怖いですからね。暴力振るったりとかもありましたから。

春日 緒形拳は、爽やかな笑顔を浮かべるいっぽう、暴力的な役もこなせる器用な役者だってわかっていたからね。

平山 そうですね。ただあの映画の緒形拳が演じる宗吉って、一攫千金狙って銀行強盗やるかとか、女を力づくで俺のものにしてやろうとかっていうタイプじゃないですよね。こいつがやっているのって、ずるずるなし崩し的な犯罪というか。あいつのなかにあるのが、ある意味で犯罪者の典型的な心理だなと思うんですよ。

「こんなはずじゃない……悪気はないんだ」という。でも、宗吉には罪の意識みたいのはあったんですかね？

春日 あったとは思うんだけど、そんなことよりも状況に流されちゃう弱さやいい加減さのほうが上回っていただけだと思うよ。

平山 あとはね、春日先生がさっき言ったみたいに、自分を被害者に見立てているでしょう。

春日 それで言うとね、宗吉の妾で小川真由美が演じた料理屋の女中・菊代も、自分が被害者だと思っているし、宗吉の妻で岩下志麻が演じたお梅も、自分が被害者だと思っている。つまり、あの映画って、主要人物たち全員が自分を被害者だと思っているんだよね。

平山 そうするとね、最も凶悪な犯罪をする奴は、最も被害者意識の強い人間という可能性もありますよね？

春日 それはあるよね。

平山　「俺はこんなに可哀想なんだから、これくらいやってもいいんだ」「だから、こういうことをやっちゃったのよ」みたいな。

春日　そうそう。「これでプラマイゼロね」ってね。

だから、自分の子ども3人を放り出して、「菊代の母性はどうなってるの」という平山さんが抱く疑問もね、生活が苦しければ、母性よりは宗吉に対する怒りのほうが上回ってしまうということだと思うよ。

さっき言った全員が被害者というのもさ、ここでも菊代の被害者意識がワイルド・カードとして機能しているわけよ。

平山　お梅があそこまで残忍になれるのって、どこか病的というか、何かそういう隠れた精神的な病ってあるんですかね？

春日　病気はないと思うな。というのもさ、そもそもお梅からすれば、妾に子どもを3人も押し付けられて、金銭的問題とか手間がかかるといった問題もあるわけじゃない。

でもさ、お梅の最大の怒りはそこよりも、妻としてのプライドを潰されたことじゃないかと思う。おそらく人間にとってもっとも根深い怒りはさ、プライドに関する案件だよ。

3人の子どもはさ、彼女のプライドを踏みにじる象徴であって、いつも目の前にうろちょろしている状況なんだから、お梅が残忍になるのも無理からぬ部分が多いのかなと。

そこに加えて、夫・宗吉の煮えきらない態度ね。ただでさえ、生活の困窮が重なっているわけだから。

平山 なんか、宗吉も最初は不可抗力的な匂いもさせつつ、犯罪を犯すハードルをどんどん、軽々と越えていくじゃないですか。

一見、気の弱い男が、ああいうふうにズブズブになっていく様は、俺は観ていて快感なんですよ。ちょっとした足の踏み外しが、ドミノ的にでかくなっていくというのは、ある種、犯罪小説とかでもありますよね。

春日 無防備さゆえに、余計にとんでもない事態になるよね。

平山 俺、好きなんですよね。

でも、いくら演技とはいえ、菊代が赤ん坊の口に飯を突っ込むシーンあるじゃないですか。先生、元産婦人科医としてどうですか？　ありなんですか？　大丈夫なんですか？もし現場で春日先生が医療監修してたら、「ちょっと待ってください！」って言いますか？

春日 あれね。たしかにちょっとまずいよね（笑）。でもさ、映画的なリアリティとしては、あれくらいないとね。

平山 今やったら大変ですよね。いろいろあっちこっちから文句言われますよ。だって、『鬼畜』ってテレビドラマで、2002年にビートたけし、2017年には玉木宏の主演でやっているじゃないですか。俺観たんですけど、あのシーンなかったですもん。

春日 それにしても、あの岩下志麻の鬼気迫るお梅の演技っぷりはすごかったですね。

平山 たしかにね。でも物語の途中で、お梅は宗吉の分身になっているじゃない。ある意味で、お梅が宗吉をそそのかすという形で。完全に夫婦は一心同体だよね。

春日 本当ですよね。とんだおしどり夫婦だったというね。

人間の「狂気」や「鬼畜」が立ち現れる瞬間

平山 やっぱりこの映画の肝というのはさ、どの登場人物もそれなりの良心や優しさは備えているわけじゃない。

でもさ、タイミングや運の悪さでそうした人間の美点よりも「その場しのぎ」が優先されちゃう。おしなべてものごとの優先順位がおかしくなったときに、狂気や鬼畜が立ち現れるわけじゃない。

春日 うん。まさしくそうですね。

平山 あとは、犯罪者とか人殺しっていろいろなタイプがいると思うんだけど、宗吉みたいにさ、「しょうがないんだ」「ごめんなさい、ごめんなさい」とか謝りながら人を殺す奴が、いちばん残忍な殺し方をすると思う。

春日 たしかにね。

平山 爪切りでちょっとずつとか、カンナで体を引いたりするのは、そういうタイプの奴ですよ。どうしようもないよね。

それに比べればさ、同じく緒形拳が演じた『復讐するは我にあり』（1979）の榎津巌のほうが、まだきっぱりしていると思いますよ。もう、さっさと殺してますもん。

春日 まさしくそれは、さっきも話した宗吉の状況に流されちゃう弱さやいい加減さでさ。観客はそこに、居心地の悪さであったり、共感したりするんじゃないかな。

宗吉もね、妾との間に子どもを3人も作ったりしている時点でさ、上手く立ち回れるなんてことは考えていないと思うんだよね。

でも人間ってさ、どこかしらで破局を予想しつつ、破局を待ち望む気持ちが潜んでいるということがあるからさ。

「こんなはずじゃなかった！」なんて思ってはいてもさ、「やはり……」という気持ちと、不条理な気持ちとが混ざり合って、妙な安堵感と被害者意識が絡み合って、そこから抜け出せなくなるわけ。地獄には、どこかしら安堵させる要素が微妙に混ざっているからこそ地獄なわけでさ、余計に性質が悪いのよ。

平山 なし崩し的な地獄ね。

春日 ものごとには、事態を保留にして「運命を時間に託す」ことで光が見えてくるケースと、保留なんかするとますます地獄に陥ってしまうケースとがあってね。

たとえば、俺なんかが扱うケースでいえば、いわゆるDVとか、家族のぐちょぐちょな問題とか、そういうのはパズルを解くようにはいかなくて、介入のしようがない、どうしようもないケースというのはいくらでもあるわけよ。

そういうときにどうするかというと、覚悟を決めるわけね。覚悟を決めるための儀式もあるわけよ。みんなでケース検討会をするのよ。

平山 お医者さん同士でってことですか?

春日 医者もいれば混ざるけど、保健師とかケアマネージャーとか福祉の担当者とかが集まって、ケース検討会をするわけね。なんで意味があるかというと、やばいケースというのは、自分で抱えていると責任を取らされるじゃない。

平山 そうですね。

春日 だから、ケース検討会をすれば、責任を分散することができるんだよね。まず、それで楽になる。みんなで話し合って、「やっぱり、これ、どうしようもないですね」となったら、そこで初めて公式にどうしようもなくなるわけ。そうじゃないと、自分だけでどうしようもないと思っていて事態が余計に悪化したら、「お前は怠けていた」と言われかねない。そうなったらアウトだからね。公式に、「このケースはどうしようもない」というふうにする。ちゃんとしたケース検討会だと、記録も残るからさ。それで、責任は分散するし、みんなで知恵を絞ったけど、これはもう、どうしようもない、「様子を見るしかないですね」ということになる、と。その段階で関係者としては、ある種の安心感というか、腹がくくれるわけ。そうすると、ある程度ケースに関わりを持つ人間というのが腹をくくれると、絶対に、影響力が生じるんだよね。

平山 相手にも？　患者にもってことですか？

春日 そうそう。だから、すぐにというわけじゃないし、時間はかかるけれどもね。関係性を持った人間の覚悟とか精神的余裕って、なんらかの形で相手に伝わるのさ。微妙だけど、そういったものが状況にも働きかける。すると意外なことが起きる。どうしようもない家族で、どうにもならないと思っていたら、ダンプカーが家に突っ込んじゃって高額な慰謝料が入って事態がなんとかなった、とかね。そういうふうな、とんでもないことも含めてね。別な言い方をするとさ、関係者が腹をくくれると、偶然を味方にできるという。

平山 なるほど。アクシデントが起きたとしても、それを自分のプラスにできる。

春日 そうそう。だから、もう、普通じゃ想像もできないようなことで、問題が解決したりするというのは、けっこうあるんだよ。

平山 すごいDVの親父で、これどうしようもないと腹を決めたとたん、末期の肺がんが見つかるとか？

春日 そうそう、まさに。だから、ある意味で、オカルトチックな面もあるんだけどね。ただ、実際に、どうしようもなかったら、それしかないわけだしさ。過去に似たようなケースがあったかって調べると、そっくりなケースがあった、と。じゃあ、なんで解決したのか。それこそ、その親父が脳卒中で、突然死んだとか。「でもさ、それって再現性ないじゃん」と思うけどさ。

平山 「よし、親父をみんなで殺しちまおう！」なんてわけにはいかないですしね

春日 そうそう。やっぱり、過去から振り返ると、トントン拍子で話がいっているように見えただけであってさ。でも、長い目で見れば、絶対に何か起きるわけじゃない？　人間は不老不死じゃないんだからさ。

平山 そうですよね。

春日　そうすると、偶然を味方につけるための儀式というのが必要だという話になってさ。そういうふうに、保留にしてじっくり待ち構えるというのが、ひとつのやり方ではあるんだけれども、一刻を争う、時間的な余裕がないというケースもあるよね。

平山　もう、本当に危ない、と。

春日　うん。だから、そういうときは、もう、強引にやるしかないんだけれども。

一刻を争うとなったら、実際の当事者は当然うろたえるし、精神の余裕がなくなるからさ。そしたら偶然は、味方につけられないし、心に余裕を欠くと、上手くいくはずのものも上手くいかなくなるのが世の倣いでさ。そうすると、どんどん、ズブズブと悪循環が始まっていくという感じだよね。

平山　だって、先生の話を聞いているとですよ、精神的に病んじゃうとか、最悪の状況になっちゃう人って、やっぱり対応が遅いですよね。

春日　そうそう。

平山　なんでもっと早くとか、なんでここまで放っていたんですかとか、あるでしょう。ひきこもりとかも、そういうところあるんじゃないですか?

春日　そうそう。だいたいね、精神を病んだ人も、そのパターンで追い詰められていくからね。

平山　たとえばさ、ひきこもりとかの場合、ひきこもっていてくれたほうが、あえて出てきてがちゃがちゃやられるより、いいときもあるじゃない？

春日 そうそう。まさにそのとおり。「一時しのぎ」優先でね。

平山 子どもがもういい歳で、両親が老夫婦だったりすると。

春日 うん。ある程度、ひきこもりが続くとさ、そういう状態での関係性が、平常運転になっちゃうからさ。いわば、そこで安定しちゃっているから。今さら安定を崩すのは嫌だということになる。そうなると、援助者として介入してくる俺たちはその安定を壊す、悪の存在でしかないわけよ。

フランケンシュタインと恐怖の街・川崎

春日 平山さんってさ、今もフランケンシュタインって怖いわけ？

平山 怖いんですよね。今は、昔ほどじゃないですけど、中学生のころなんか、観れなかったですもん。布団の中に入ったりして。

春日 やっぱり、それはフランケンシュタインが異形のものだから？

平山 中学生のころに怖かった理由は、倒す方法がないからです。吸血鬼は十字架だし、狼男は銀の弾丸だし。だけど、フランケンシュタインだけはないというのが怖い理由だろうなと思っていたんです。

でも、大人になってよくよく考えてみると、ちょっと違っていて。

まず、まったくコミュニケーションが取れない。

春日 それだよね。昆虫や甲殻類と同じ。喋らないし。

平山 取れないでしょう。で、暴力を振るうじゃないですか。

春日 目的なしだもんね。

平山 なしですよね。あれって、昔、俺の家の近所にいたキチガイの親父とか、俺をぶん殴っていた親父に似ていることが、最近わかってきたんですよ！

昔の川崎って、本当に道を歩いているだけで、子どもが一升瓶で頭を割られたりとかするようなところだったので。そういう親父って、あんなふうに見えるんですよね。もう笑いもしないし。

春日 平山さんにとって、フランケンシュタインは、リアリティがすごいんだね。

平山 そうなんですよ。だから、最初何が怖いかっていうのがかなり漠然としていたんですよ。でも、だんだんとフランケンシュタインが怖い理由というのが、わかってきたんです。あれは、俺をぶん殴っていた親父だと。

あとですね、フランケンシュタインって、表情は死体みたいというか、無表情というか、ちょっと表現しづらいんだけど、あの表情って、喧嘩している人や夢中で人を殴っている人の表情に似ていることに気づいたんですよ！

春日 なるほどね。地域に根ざした恐怖を体現しているのが、フランケンシュタインなわけだね。

平山 そうです。まさにリアルに存在していたわけですよ。子どもにとって、暴れてて話が通じない大人って恐怖以外の何物でもないですよね。

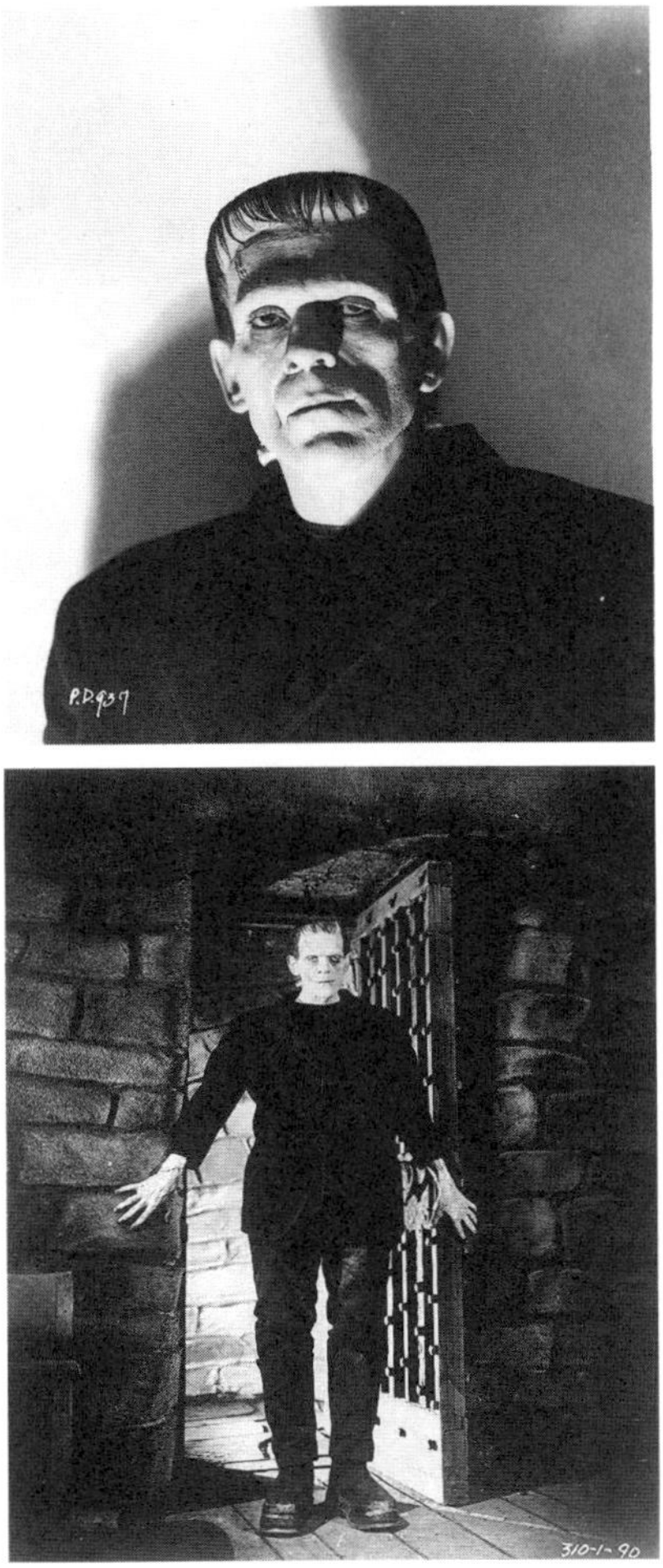

ボリス・カーロフが演じるフランシュタイン。
「なんで俺がフランケンシュタインが怖かったのか。大人になってやっとその理由がわかりましたよ」（平山談）

それと、フランケンシュタインの話が、現代で言うところのデザイナーベビーに通じるところがあるじゃないですか。ダビデ像のように美しい肉体と優れた知性を持った「理想の人間」を造ろうという。墓を暴いた死体から造るというのとは違いますけど、結果として醜い容貌の怪物が生まれてしまうというね。

だって、「私は青い目の金髪の子どもが欲しい」とか言って、いざやってみたら、ぜんぜん違う髪の毛真っ黒で目が切れ長の子どもが生まれたら、「私が欲しかった子どもじゃない」って言われても困るじゃないですか。

春日 そうそう。デザイナーベビーって、悪魔の契約と同じでさ、罠があるような気がするんだよな。そんなに上手くいくとは思えないな、俺は。

アメリカでノーベル賞受賞者の精子を集めた精子バンク［＊5］がアメリカにあったよね。『ノーベル受賞者の精子バンク 天才の遺伝子は天才を生んだか』（ハヤカワ文庫）って本にもなっているけど、あれなんかを読むと、思惑どおりにはいかなかったみたいだよね。

平山 ノーベル賞受賞者の精子から生まれた子どもがさ、とんでもないボンクラだったら、どうするんですかね？

春日 だってさ、自称エリートみたいのもたくさんいるんだから。エリートの精子だと思って買ったら経歴詐称のショーンKだった、みたいなオチだと目も当てられないよ。

平山 本当ですよ。誰かがすり替えてたりとかね。

春日 不妊治療を担当していたオランダの医者が、ドナーと自分の精子をすり替えて患者に提供して、子どもが生まれたっていうケースもあるしね［＊6］。

平山 あと、中国でゲノム編集した双子が生まれたとかもありましたね［＊7］。

春日 ＩＱが高くてＨＩＶに感染しないっていうけど、意味がわからないよね。

平山 本当にフランシュタイン・フォビアみたいな話になってきますよね。

春日 いくら科学や医学が進歩してもさ、手をつけちゃいけない領域ってあるからね。

【注】

［＊1］現在は我修院《がしゅういん》達也として活動。1991年3月3日午後、静岡県熱海市和田浜町の防波堤で釣りをしていた若人あきら（当時）が突然姿を消し、熱海署に捜索願が出された。突然の失踪から約70時間後の同月6日午後3時過ぎ、神奈川県小田原市の城址公園で、うつ伏せになって倒れているところを発見された。病院に運ばれ、「頭部打撲、一過性健忘症」と診断された。この謎の失踪については「狂言」説や「北朝鮮による拉致」説も囁かれた。

［＊2］Sherwood Anderson（1876年9月13日－1941年3月8日）アメリカの作家。代表作に『ワインズバーグ、オハイオ』、『行進する人たち』、『おおぼら吹きのマクファーソンの息子』などがある。

［＊3］詳しくは春日先生の著作『鬱屈精神科医、占いにすがる』（太田出版）を参照していただきたい。

［＊4］SF作家、官能小説家、占星術師など肩書き多数。また、「間羊太郎」、「蘭光生」、「小早川博」など、ジャンルによって筆名を使い分けている。

［＊5］1980年、富豪ロバート・グラハムによって創設された、〝ノーベル賞受賞者精子バンク〟「レポジトリー・フォー・ジャーミナル・チョイス」。ノーベル賞受賞者、科学者や技術者、オリンピック金メダリストなどの精子が集められたが、1999年に資金難で閉鎖された。閉鎖されるまでの19年間で200人以上の子どもが誕生したとされる。

［＊6］オランダの不妊治療クリニックの男性医師だったヤン・カールバート（2017年8月、89歳で死亡）が、患者に無断で自分の精子を使い体外受精を行なった疑惑が浮上。体外受精で生まれた子どもとその親がDNA鑑定を求める訴えを起こしていた。2019年4月、DNA検定の結果が明らかになり、医師は49人の子どもと親子関係にあることが判明した。

［＊7］2018年11月、香港大学で開かれたヒトゲノム編集国際会議で中国・南方科技大学の賀建奎准教授は「HIVに感染しないよう遺伝情報を書き換えた双子の女の子が産まれた」と発表。世界で初めてゲノム編集した赤ちゃんを作り出したという研究成果の発表は各方面に波紋を呼んだ。

第7章

サイコパスとは何者か

「結局ヒトラーを倒せたのは、スターリンだけなんですから。ヨシフだけですよ！」

平山　最近サイコパスじゃないんだけど、ちょっと地頭が悪い奴っているじゃないですか。やっぱりいい大学出て、大企業に入ったからって、そいつが人間的に非常に完成度が高いとか、滋味ある人間とは限らないですよね？

春日　そりゃ当然よ。

平山　なかにはポンコツみたいな奴もいるじゃないですか。「お前、機械かよ！」っていうぐらい日本語が通じないような、壊れたＡＩみたいな奴。企画とか協力したりするじゃないですか。アイデアとか渡して、「大丈夫ですから、任せてください。面白くなりますから！」って言って、全然面白くなってないんですよ。
「面白くなってないじゃん。お前、最初の話と全然違うじゃん」って言っても、「いや～、僕としては頑張ったつもりです」って。
「お湯沸かしておいて」って言ったのに、家焼かれたら怒るじゃないですか。でも本人は頑張ったつもりなわけ。こっちとしては、「お湯を沸かしてくれ」って言っただけで、「家を焼いてくれ」とはひと言も言ってないのに。

春日　だけど、「火力はすごいです」とか言って。

平山　「すごい頑張って、俺としては精一杯燃やしました！」みたいなことを平気な顔で言いやがってさ。話がまったく通じない奴、絶対に「あ、こいつとは無理だな」って思わせる人間っていますよね？

春日　そういう人間はいるね。俺の印象ではね、結構いい大学を出ている女性編集者に多いね。

平山　自分のなかで頑張っているっていう積立貯金が、ケツから火吹いて出てるんですよね。「私はこんなに頑張っているのに、誰も理解してくれない……私って、本当にかわいそう！」みたいなね。

春日　たしかに努力は認めるけど、その努力が効果的でなければ意味がないわけでさ。努力賞の部分を過大に自己評価しているという傾向はあるよね。

平山　そうそう。何か重要な部分は、ポッコリと抜け落ちてたりするんですよね。

春日　俺なんかさ、ある女性編集者にいきなり「来週編集会議だから早く企画出してください」って言われたことあってさ。

平山　え？　それ、なんなんですか？　失礼な奴だな。

春日　「企画考えるのはお前の仕事だろうよ」って。ちゃんと、考えてから来いよって話でしょう。

平山 春日先生が優しいから、編集者も調子に乗るんですよ。

俺なんかもね、本を出すからって話になって、「ゲラはすぐに出しますから」なんて編集者が調子のいいこと言ってたくせに、まったく音沙汰がなくて。しばらくしたら、いきなり「来月校了なんで、ちゃちゃっとゲラ見ちゃってくださいよ～」とか言うわけですよ。

こっちはちょっと頭にきたから強い態度で出たら、「あ、平山さん、なんだかすごく疲れてるんですね」みたいなことを言ってくるんですよ。「なんだよ、コイツ、全然わかってねー！」って。俺の抗議の仕方がいけないのかしら？

春日 いや、きちっと言ったところでさ、きっと伝わらないよね。

平山 そうですよね。だからそういうときに、俺は森繁久彌の言葉を思い出すんですよ。森繁さんが下積み時代に古川ロッパ［＊1］の劇団にいたことがあったじゃないですか。そのときに、古川ロッパが森繁さんに言った言葉があるらしいんですよ。「言ってわかる奴は、言わなくてもわかる。言わなくちゃわからない奴は、言ってもわからない」っていう名言。これって、サイコパスの奴にもすごく当てはまる名言じゃないかと思うんですよね。

春日 そういうダメな奴にいろいろと言ってるうちにさ、「ひょっとしたら、俺のほうがおかしいんじゃないか」って感じになるでしょ？

平山 被万引き論とでも言うのかな。万引きされた側って万引きした兄ちゃんとか、姉ちゃんを問い詰めていると、何かだんだんと自分が悪いような、自分がいけないことをしているような気になるというか。なんか被害を受けたのはこっちなのに、相手があまりにも堂々としていると、「俺のほうが悪いんじゃないか」っていう気持ちになったりとか、ないですか？

春日 あるある。

平山 ヤーさんがよく使うような手なんだろうけど、なんなんですかね、あれは。普通の真っ当な人間は、人を痛めつけるときとか、断罪するときとか、自分が100パーセント正しいとか「自分が絶対に正義だ」なんていう確信はないですよね。

春日 ないね。でもさ、サイコパスな奴らは、なんの根拠も裏づけもない絶対的な自信というか、確信みたいなのがあるよね。

平山 そうなんですよ。だから、そんな相手に真っ当な戦いを挑んでも無理なんですよ。それは歴史が証明していて、結局ヒトラーを倒せたのは、スターリンだけなんですから。ヨシフだけですよ！
結局何が言いたいかというと、キチガイを倒せるのはキチガイだけということ。絶対そうですよ。普通の人には無理ですよね。

サイコパスの存在が人類のバランスを保っている？

春日 サイコパスの特徴と重なる部分がある反社会性パーソナリティー障害の奴とさ、面と向かってやりとりしたりしているとね、何が普通かがわからなくなるんだよね。

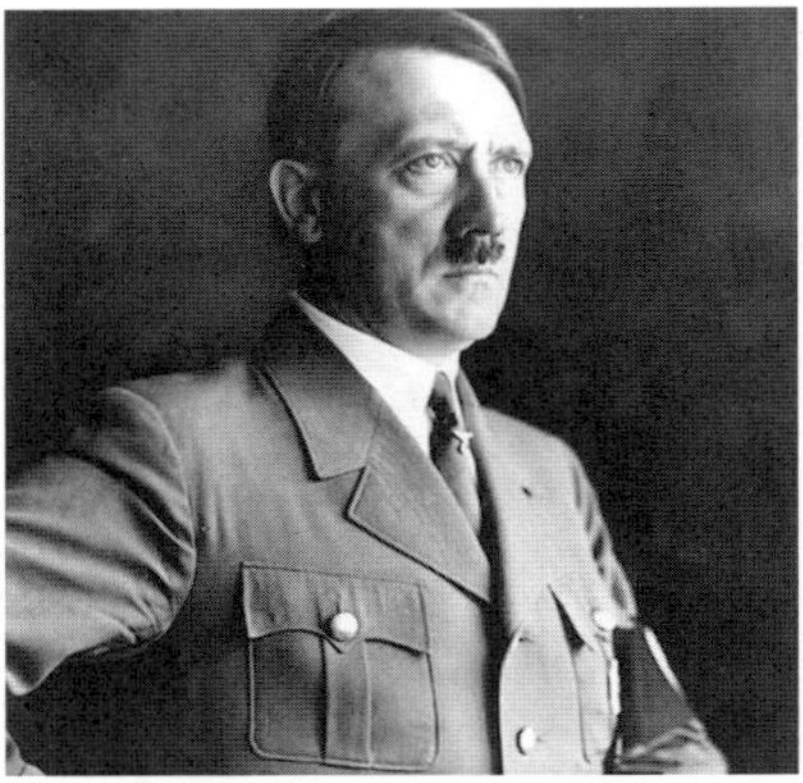

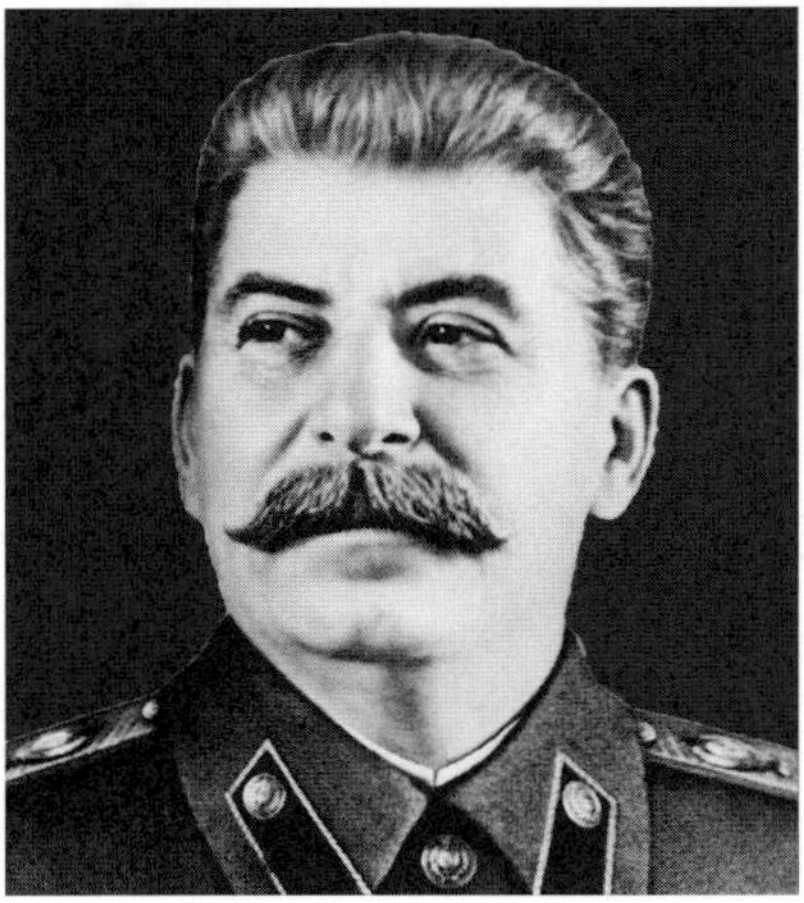

「結局ヒトラーを倒せたのは、スターリンだけなんですから。ヨシフだけですよ！」（平山談）

だって、こっちが「それ当たり前じゃない？」と指摘しても、「いいえ、当たり前じゃないです」って、涼しい顔して、平然と返してくるからね。暗黙の了解が成立しないというのは、ちょっとキツイよね。

平山 そうなんですよ。だから要は人間の言葉であれ、表現方法であれ、もう法律であれ、完全な物なんか存在しないじゃないですか。そんなことは俺たちもわかっているんだけど、サイコパすぃ人たちというのは、そんな前提をまったく無視してガンガン来るじゃないですか。だから、こっちは間隙を突かれまくっている感じがしますよね。

春日 そう。物事ってなあなあで進めることも必要だったりするケースがあるのにさ。みんながその方向で進もうとしている状況で、ひとりだけぶち切れて、曖昧なこっちが謝らざるを得なくなる。

平山 だからね、俺はサイコパスみたいな奴って壊れたＡＩというか、生温かいＡＩみたいな印象があるんですよ。
つまり、ちゃんとした、双方向の会話ができないというか。だから、着地点を見つけるなんて無理なんですよね。
サイコパスと戦うとき、勝利するための唯一の方法は、「もう、だめだ！」と自分の中のフラスコが一杯になったら、行動に出ることです。理屈抜きで、逃げるとか、反撃するとか、とにかく行動に移すしかないんですよね。

春日 そうそう。しかし悔しいことにさ、サイコパスって、白黒はっきりつけた行動が多いからさ、ちょっとカッコよかったりする。「絵になる」ようなところがあるよね。

平山 でも、あいつらの相手すると、かなり疲弊するじゃないですか。

俺たちは普通の人間だから、嫌なことされたりすると寝ててもイライラしたりする。1週間ぐらい引きずったりするのに、あいつらは、翌日とかに何事もなかったようにケロッとしてるんですよね。

俺たちのこと、パチンコの玉みたいに思ってるんじゃないかな。

「あ、穴に落ちちゃった」ぐらいにしか思ってないんですよ。おそらく、俺たちのことを人として見てないですよね。

そういう人間とね、やりとりとかすると、なんだか自分が黒板にでもなった気分なんですよ。

あいつら、好き勝手に書いたものを、消してはまた好き勝手に書いたりするから、ホント疲れるんですよね。なんとかならないですかね?

春日 無理だよ。そんなの。

平山 しかもそういう奴らって、マスコミとかにいたりするじゃないですか。

「早死にすればいいのに！」って思うんだけど、早死にしないんですよね。あいつらも何か病《やまい》を得るといいんじゃないですか？　そうしたら、少しは考えるんじゃないかしら？

春日　だけどさ、あいつらはストレスがかからないぶん、長生きしやすいよね。生存本能だけで生きる昆虫みたいなものだから。生命力は悔しいほどにあるよね。

平山　でもそういう、良心回路を外したような奴らって、なんか自然の摂理じゃないけど、必要な存在みたいなものなんですかね。

先生が前に統合失調症の話をしてたじゃないですか。統合失調症って、人類のなかで一定数が存在するっていうじゃないですか。

春日　いわゆる多様性のひとつとしては、サイコパスも必要なのかな。

統合失調症は、全世界でおよそ1パーセント程度の発症率で、発症率は地域差もなくほぼ同じと言われているけどね。

平山　なんかさ、サイコパスもそういうふうになってるんじゃないですか？　実は人類とか生命体は、サイコパスぃな人がある一定の割合で存在しないとダメなんじゃないですかね。なんか、サイコパスが存在することで、いい感じのバランスが保たれているみたいな。

前回の『サイコパス解剖学』では、サイコパスを種族というふうに、暫定的に定義しましたけど、あながち間違ってないような気がするんですよね。

さっきの話じゃないですけど、第二次世界大戦でヒトラーの暴走を止めるためにヨシフがいるとか。そういうふうになっているんじゃないのかしら？

春日 たしかにね。一定数はそういうふうに、自然な摂理で確保されているんだと思うんだけど。そうなると、「サイコパス史観」なんかも成立しそうだなあ。

平山 絶対そうですよ。ヨシフといえば大粛清。ヨシフっていったい何人殺してるんですかね。一説には2000万人を虐殺したとか言われてますけど、ちょっとスケールがでかすぎて、ヨシフの存在そのものが天災みたいなもんですけど。

春日 スターリンの娘（スヴェトラーナ・アリルーエワ）はアメリカに亡命してるんだよね。『スターリンの娘』（白水社）って本があるけど、そこにさ、《スターリンは本質的に他人の感情に鈍感で、その意味では残酷だった。彼はたしかに娘を愛していたが、それは猫がネズミを弄ぶ時の愛情に似ていた》ってあるんだけど、まさにサイコパス的な特徴だよね。

平山 本当に、ヨシフはサイコパスとしてはスケールがでかすぎますよね。ヨシフは例外としても、プチが嫌ですね。プチ・サイコパス。靴の中に画鋲入れるみたいな奴いるじゃないですか。

春日 いるね。池田小事件の宅間守も、中学時代に好きだった同級生の女の子の弁当に精液をかけたとかって話もあったよね。

平山 宅間は中学時代のプチ・サイコパスを経て、モンスターにまでなっちゃいましたけどね。

春日 しかし、割と世間に普通にいるようなサイコパスだと、やっぱり俺は不気味の谷［＊2］に近いイメージがあるね。

平山 ありますね。何かが、変なんですよね。

春日 「理屈としては、お前十分正しいけど、やっぱりどこか足りない部分があるよ」っていう感じだよね。

平山 俺ね、それが如実に出るのが本能に近い、五欲の部分だと思うんですよね。睡眠欲、性欲、食欲とかあるでしょう。簡単な例でいえば、食い方が異常に汚くなるとか。

春日 やっぱりそういう不連続さがあるよね。

平山 ありますよね。本能みたいなもので止められないから、うっかり出ちゃうんだと思うんですよね。

春日 そういう過剰さはあるね。

「ちょっと電話していいですか?」と言って、30分ぐらい延々と電話してる奴とかさ。

俺はさ、サイコパスで途方もない奴ってまだ会ったことがないんだけども、「え?」って思った奴がひとりいてね。若い奴だったんだけどね。親父に包丁とかで切りかかったりとかする奴でさ。そいつは公団の6階に住んでたんだけど、自分の家で飼ってる猫を6階のベランダからいきなり投げ捨てて、殺してたんだよね。「なんでそんなことしたんだよ?」って聞いたらさ、飼っている犬がよその人に噛みついて、訴訟騒ぎみたいになったニュースをテレビで観て、「あ、動物なんか自分の周りにいるとまずいと思ってそうしたんです」とかさ、平然と言うんだよ。

平山 恐ろしいほどに、ずいぶんとおかしな人ですね。

春日 猫を殺した理由があまりにも飛躍してるけどさ、それを平然と「当然でしょ」って感じで言うもんだから、「なんて怖い奴なんだ」って思ったね。

平山 自分以外の存在はさ、モノにしか見えないんでしょうね。自分の意思でどうにでもできるモノ。

猫とか犬とかのペットって飼うとさ、必ず名前つけるじゃないですか。その理由はペット以上の存在になるからですよね。人間ではないけれども、何か特別な存在になるじゃないですか。でも、平気でベランダから猫を放り投げる奴とか動物虐待する奴って、そういう感覚がないんでしょうね。だから、そいつも猫に名前とかつけてないんじゃないですかね?

春日　ペットに名前をつけないというので思い出したんだけど。小学校のときにさ、俺の友だちで、微妙に変な奴がいたのよ。そいつの家に行ったら文鳥を飼ってたんだけど、名前をつけずに飼ってたんだよね。俺、すごい気になってさ。

平山　ほんとかい！　怖いよ。だから。名前をつけるっていうことは、ペットに動物以上の価値観を付与させることになるわけじゃないですか。名前をつけずにいるっていうのは、それは奴らにとっては、テレビに出てくる熊とか、野生の象とかと一緒。突き詰めれば、「自分が何をしてもいい〝モノ〟」でしかないんだから。怖いですよね。そういう奴らってやっぱりサイコパスにありがちな、積み重ねができないんでしょうね。

春日　そうそうそう。徳を積むとかなんか、もってのほかだよね。しかも、仲良くなったと思っても、その関係性は次の日にはリセットされてるからね。だから、心が通じ合うなんてことはないわけよ。

平山　俺が最近会ったパスな奴らって、まず話が通じない。それと、とにかく自分を崇めたり、輝かせたりしてくれる存在じゃないと、意味がないみたいに思っている印象がありますよね。

自分の得にならないような人間関係は意味がない、必要ないってハナから思ってる。

しかも奴らにとって、その価値がファースト・フードみたいに、瞬間的に見えないとダメなんですよ。関係を続けながらじわじわ相手の良さや価値を理解するとかはない。たとえば、芸能人とかタレント、有名企業の社長とかは奴らにとって、非常にわかりやすい価値を有する存在じゃないですか。

でもさ、俺なんかは冴えない物書きでパッと見もふざけた感じだから、向こうも俺の良さや価値をじっくり理解しようなんてことはないわけですよ。約束は平気で破るし、話にならないいんですよ。「頑張ります」「いい物にします」とか言うんだけど、いい物になった試しがない。

春日 そういう奴らって、自分が間違っているという視点が欠けてるよね。たとえばさ、「それは違うんじゃない？」とかって言おうものなら、ものすごく攻撃してくるでしょう。

平山 そうなんですよ！「それは違うんじゃない？」っていうのは、それを言ってる側の知識不足や経験不足、未熟さが発生させてるだけで、わかってない人間が言ってる戯言でしかないわけですよ、奴らにとっては。

なぜなら、奴らは自分のことを神だと思ってるから、文句を言ってくる人間は、神に物申す、下等で未熟でクソ生意気な存在でしかないわけですよ。

「フラっと人の懐に入ってきて、相手の人生を狂わせる」

春日 サイコパスのイメージってさ、やっぱりレクター博士が究極型だと思うだけどさ。サイコパスをめぐるドラマっていう点で『ファーゴ』ってすごくいい作品だと思うんだよね。

平山 俺さ、テレビシリーズ版は全部観ていないんですけど、コーエン兄弟がやる作品って好きですよ。

春日 『ファーゴ』はさ、シーズン3がいちばん評価が低いんだけど、俺はいちばん好きでね。一人二役のユアン・マクレガーもいいんだけど、デヴィッド・シューリスが演じる不気味なサイコパスがいいんだよね。気持ち悪くてさ。食事したあとにトイレで必ず吐くとか、シリーズのなかでの気持ち悪さはダントツだよね。

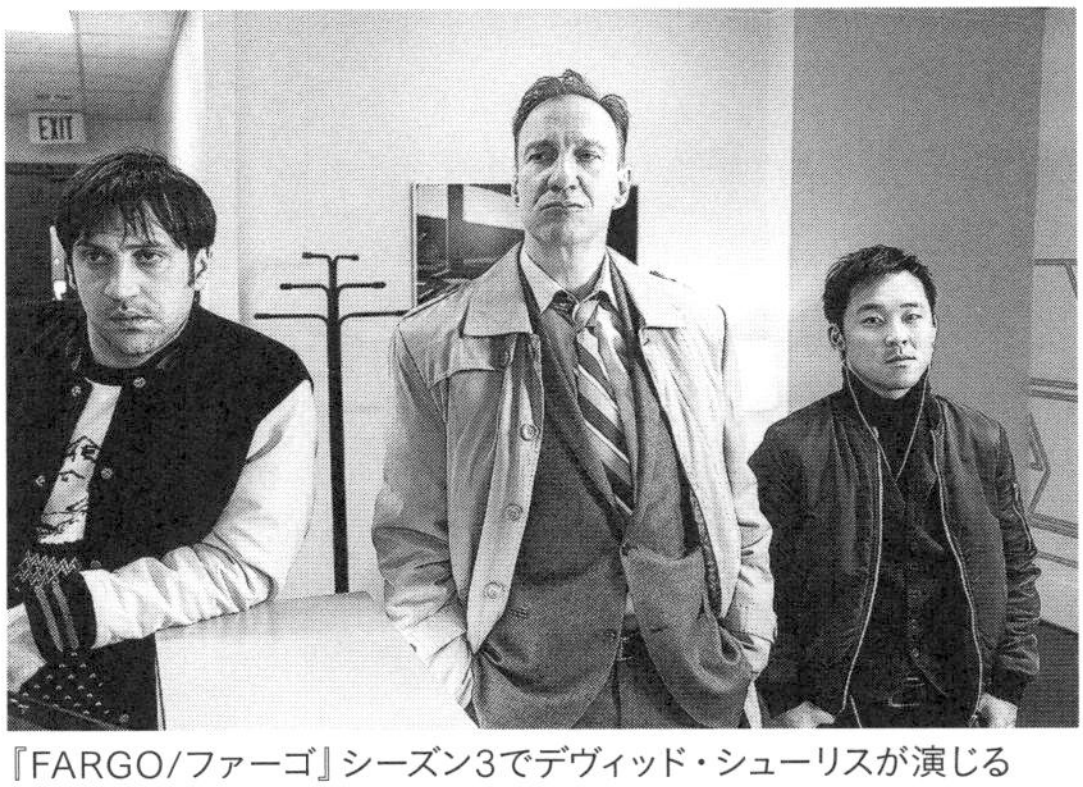

『FARGO/ファーゴ』シーズン3でデヴィッド・シューリスが演じる貸金業者の代理人ヴァーガ。その不気味さと存在感は圧倒的だ

フラっと人の懐に入ってきて、相手の人生を狂わせるところが、実にいいよね。会社もいつの間にか乗っ取ってさ。いろいろな家を乗っ取って、搾取して、相手を殲滅させた尼崎事件の角田美代子を彷彿とさせるよね。

平山 コーエン兄弟の映画に出てくる奴らって、けっこうギリギリっぽい人が多いじゃないですか。『バートン・フィンク』（1991）に出てくる映画プロデューサーもかなりおかしかったですし。

アメリカだと、映画の脚本の段階で「グランドサイファイにしてくれ」っていう注文があるんですよ。ようは地続き感がある、現実や実社会の延長線上にあるSFのジャンルなんですけど、コーエン兄弟の映画って、「グランドサイコ」な感じがいいですよね。登場人物はギリギリの人が多いじゃないですか。無言の殺し屋とかも「あ、いる！ こういう奴いる！」っていう地続きな感じがいいんですよ。『ファーゴ』なんかまさにそうでしょう。

春日 そうだね。地続きサイコパス人間ドラマ、みたいなところはあるね。

平山 だからね、俺が思うにですよ、このグランドサイコにこそ、エンタメの金脈があるんじゃないかと思うんですよね。

春日 邦画だと、黒沢清の『クリーピー 偽りの隣人』（2016）あたりになるのかもしれないけどね。

平山 やっぱりサイコパス映画の醍醐味って、サイコパスはもちろんなんだけど、サイコパスから圧を受ける善人も重要じゃないですか。『クリーピー 隣の隣人』の竹内結子はさ、なんか翻弄されて取り込まれちゃっただけみたいな印象がありましたね。

春日 やっぱりね、レクター博士みたいにさ、囚人を言葉だけで自殺に追い込むとかしないとね。

平山 もっとさ、サイコパスにめちゃくちゃ攻撃されるとかね。やっぱり、俺にとってのサイコパス映画を観る喜びのひとつに、「うわー、これ酷いな」っていうぐらいに善人が糸くずにされるのが見たいわけですよ。石原さとみみたいな、若くてきれいで、純真で天真爛漫な女の子がさ、どんどん酷い目に遭って、どんどん追い詰められていくっていうのが好きですね。だって、ドラマの『細うで繁盛記』とかもそうですもんね。絶対に受けると思うんですけどね。

春日 今だと、イヤミス［＊3］みたいな方向に行くのが多いんじゃないかな。

平山 イヤミスとかはちょっと……というのはありますけどね。「俺の書くのもイヤミスなの？」

って担当編集に聞いたら、「平山さんのはイヤミスどころじゃないですよ。世界自体が歪んでるんですから！」だって。いじめとかのテーマもね、あまり興味が湧かないんですよね。

春日 平山さんにはちょっとウェットすぎるかもしれないね。

サイコパスと虐待歴の関係性

平山 サイコパスっていろいろなタイプがいるじゃないですか。ヒトラーやヨシフみたいな超大物レベルからプチ・サイコパスまで。そのレベルというかレンジの広さって、やっぱり生育暦とか環境が大きく影響するんですかね？

俺は『異常快楽殺人』でも書いたけど、世間で言われる凶悪犯罪者やシリアルキラーの多くが幼少期に虐待を受けているケースが多いんですよ。

もちろん、サイコパスって遺伝的な要素はあると思うんだけど、凶悪犯罪者やシリアルキラーって、生まれながらの殺人鬼ではないわけです。もちろん、それぞれケースバイケースなんだけど、幼少期の虐待がひとつのスイッチみたいなところがあると思うんですよね。

サイコパスの潜在的な種子が虐待によって芽が出て、その後の生育環境や親との関係で、いろいろな形で顕在化、悪い方向に開花するんじゃないかなって。

だからサイコパスって、悪魔のふりをする人間っていう感じがするんですよ。

悪魔的なカオスを喜ぶようなところがあるのが、割とピュアなサイコパスじゃないかなって。

本当の悪魔的なサイコパスというのは、自分の破滅でも面白ければいいじゃん、ぐらいに思っているような気がするんですよね。

春日 たしかにね。自分を大切にしない傾向はあるよね。目的のためには、平気で自分の腕とか切り落としそうだしね。

サイコパスと虐待がどれくらい関係するのかはよくわからないけれども、虐待された側ってさ、いろいろと工夫をするんだよね。本論からずれた工夫であるケースが多いんだけど。

たとえば、義理の父親にレイプされるとすると、まずは誰かに助けを求めるのが本筋だけど、それをせずに、レイプされている最中に、私はほかの惑星に住んでるって考えれば、その間に時間が過ぎていく……とか。心や意識を飛ばす工夫の仕方をするわけじゃない。

それはある意味で頓珍漢で第三者から見れば滑稽なのかもしれないけど、とりあえずは、その場では通用するし、本人も真剣なわけよ。幼少期に身につけたそういう工夫の仕方が、大人になってスケールが大きくなると、サイコパス的なとんでもない行為として表出するんじゃないかな。

平山 要は本質ではないんですよね。

春日 そうだね。部分的には合っているけど、全体的な構図としては、全然ダメという感じだよね。小さな工夫の積み重ねが、結果として大きな間違いを招くみたいなね。

平山 そこがちょっと痛々しかったり、感心したりとか、こちらとしては面白いんだけどね。たとえば、雪の日に、靴下が濡れるのが嫌だからって、ズボンの裾を縫ってはいてる奴とか。「え？」って俺たちは思うけど、そいつにとって重要なのは、靴下が濡れないこと。そういう小さな頓珍漢な工夫の集積が、いつの間にかまちがった方向に発展して、たとえばゴミ屋敷みたいなことになったりする感じですかね？

春日 そうそう。サイコパスと精神的疾患がね、相似形に見えるのはそういうところだったりするよね。

「おかしな家は、ジェノグラムでわかるのよ」

平山 「あ、こいつサイコパスだな」ってずっと思ってる奴がいるんですよ。ちょっと不思議なのが、そいつの親族が軒並み自殺したり、狂って精神病院に入ったりするんですよ。遺伝的な影響ももちろんあると思うんだけど、そういう文化というか環境にいると、耐えられない人って出てくるんだと思うんですけど、どうですか？

春日 いろいろとおかしな人に介入するなんてときに、俺の場合はまず家系図というか、ジェノグラム（親族関係図）を描いてみるんだよ。そうするとね、けっこう見えてくるんだよね。

たとえば親が微妙におかしくて、子どものひとりは完全におかしくてという状況だとさ、同胞のうち健全な奴から逃げ出していくわけよ。別に家出とかじゃなくて、結婚とか進学、就職とかにかこつけて、家から逃げ出していくわけ。

逆にね、病理性が高いとか、非常に弱い人間というのは抜け出せない。抜け出せないまま、どんどん家の中の病理濃度が濃くなるというか、深みにはまっていくみたいな感じなんだよ。

その辺はジェノグラムを見ればね、ひと目でわかる。たとえば、自殺が頻発する家のケースもさ、ジェノグラムを描けば、納得できる構図があると思うよ。

平山 そいつの家もさ、ちょっと変な文化があるですよ。ちょっと尋常じゃない怒り方とか、ほとんど危険な放置の仕方をするとか、そういう変な家の文化というか、しきたりみたいなのがあるんですよね。

春日 世間一般では異常なしきたりでも、そういう家の中ではそれがスタンダードとしてまかり通るからね。

平山 でもね、思うんですけど、「これはおかしいな」っていうのは、ある程度の歳になればわかってくるじゃないですか。昔でいえば、その気づくきっかけが映画とか小説とか、ドラマだったりしたわけですよね。真面目で、しっかりした作品もたくさんありましたから。でも最近は映画も小説もドラマも拝金主義で、いいものを作ろうじゃなくて、金さえ儲かればいいやみたいになってきてる。表現が悪いかもしれないけど、奴隷用の食事みたいなものばっかりですよね。

春日 よくわかるな。味も素っ気も、毒っ気もないよね。

平山 映画も含めたエンタメ全般が、噛み応えのない流動食みたいなものばっかりじゃないですか。「軽い・安全・安心」って、そんな物食っても美味くもないし、それすらも食わない奴がいるでしょう？

春日 スマホのゲームとかね。俺はちょっと理解できないんだけどね。

平山 食うってことは、少なくとも能動的な行為じゃないですか。それすらもしないで、ただ口開けて、猿みたいに黙って流動食を流し込まれている状況なわけじゃないですか。本、読めよ！　映画や芝居、観ろよ！　って思うわけですよ。この歳になって思うのは、俺なんかが悩むことの99・9パーセントは、いい映画や芝居を観たり、いい小説を読めばだいたい解決するなって思うわけですよ。難しいことじゃないんだよね。でも、スマホに向かってゲームしてても、なんの解決にもならないと、おっちゃんは強く思うわけですよ。どうですかね、先生？

春日 平山さんの言うとおりだと思うよ。スマホもね、便利なのかもしれないけどさ、所詮は電話でしかないって、考えることって重要だと思うよ。たかだか十数センチの物体が便利だからって使っているうちに、いつの間にかスマホに奴隷のように支配されてるって、悲劇というよりも、喜劇に近いよね。

平山　スマホって、今の奴らにとっては、パンツみたいなもんですよね。パンツ取られるってなったら、抵抗しますもんね。スマホがパンツになっちゃったんですよね。だから、どんどんバカみたいなことばかりになりますよ。脳みそ、死んでるんじゃないかっていうような奴ら多くないですか？　壺の中にある飴玉を見て、手を突っ込んで取ろうとして手が抜けなくなるサルみたいな奴ばっかりじゃないですか。

春日　たしかにね。そんな状況で「どうすればいいですか？」なんて聞いてくるんだよね。「飴玉を放せば抜ける」ってことすらわからない。それを指摘してあげると、「先生は僕の気持ちをわかっていない！」なんて逆上してね。

しかしさ、奴隷のままで文句だけ言ってるのって、本当に楽で気持ちがいいんだろうね。SNSっていうのは、そういう奴隷みたいな思考の人間にとっては、ガス抜きの格好のツールだよ。

平山　そうですよね。ツイッターとかで憂さ晴らししているから、運動にならないというのはあるかもしれないですね。昔の学生とかは、何かあるとデモしたりして、もっと暴れてましたもんね。

春日　SNSでガス抜きされて、牙も抜かれちゃった感じだよね。炎上させるのを、正義の振る舞いと勘違いしているような手合いばかりでさ。

ストップ・ザ・痴漢政治

平山 この間もOECDが日本の消費税は26パーセントまで引き上げる必要があるみたいな話が出たでしょう。消費税は今度10パーセントになるけど26パーセントぐらいって話しておけば、15パーセントから18パーセントぐらいなら問題なくできるでしょ、みたいな皮算用があるわけでしょう。最初から言えばいいのに、なんかなし崩し感がハンパないですよね。だから今の政治のやり方って、ちょっとずつ触って、抵抗しないと踏んだら、お尻やおっぱいを揉みしだく、どうしようもない痴漢と一緒ですよ。痴漢政治なんですよ!

春日 国民も声も出さずに我慢しちゃって、泣き寝入りしているからね。尻をもじもじさせながら。

平山 大きな声で、「やめてください!」って言わなきゃだめですよ。みんなも見て見ぬふりをしないで、「おい、嫌がってるじゃねぇか、やめろよ!」って言ってくれなきゃ、痴漢政治はなくならないですよ!

春日 でもさ、安倍(晋三)さんって、しぶといよね。けっこう運が強いんじゃないかって思うんだけど。

平山 たしかにしぶといんですけど、「運が強い」と思わせるのはパスの特徴なんですよ。でも実際には、運が強く見えるだけ。だいたい12ヵ月か24ヵ月我慢すると運が回ってくるんです。干支みたいなもんですよ。

春日 あとは、言っていることの正しさとか中身の重要さよりも、わかりやすさみたいなところもあるよね。トランプなんかもそうだもんね。

平山 そうですよ。わかりやすいことを言う奴って危ないんですよ。わかりやすいことを言うっていうのは、本当はわかりにくい話をちゃんとしてないってことと同義ですから。ヒトラーもそうでしたもんね。「ドイツの復興を！」っていう簡潔にして明快なスローガンを掲げて、ドイツ国民を戦争へ誘ったんだから。わかりやすいことを言うから国民は騙されるんだろうけど、トランプが大統領になったのは、人類の歴史のなかでも最悪なことだと思うんですよね。あいつがなれるんなら、俺が大統領になりますよ！

春日 『ドナルド・トランプの危険な兆候 精神科医たちは敢えて告発する』（岩波書店）という、アメリカの精神科医や心理学者たちが、「トランプって危ないぜ」っていう警告している本もあるしね。まあ、そういった上から目線のインテリ発言でなおさらトランプ支持に駆り立てられる人がたくさんいるという事実を、もっと見つめ直したほうがいい気もするけど。

平山 だって、あいつ高校時代の成績を隠蔽するために、出身校に圧力かけたんですよね［＊4］。

あいつの成績って、恥ずかしいぐらいに相当悪いってことですよね。それを表に出さないために圧力かける大統領なんていいますか？

やっぱりさ、サイコパスっぽい奴って、政治家なんかには多いですよね。

春日 そうだね。前の本でも言ったけど、●●●●は、まちがいなくサイコパスだと思うな。あいつの言動はさ、本当に血が通っていないと思うよ。

平山 歴史上でいえば、マオ（毛沢東）もそうだし、（金）日成《イルソン》だってそうですよね。

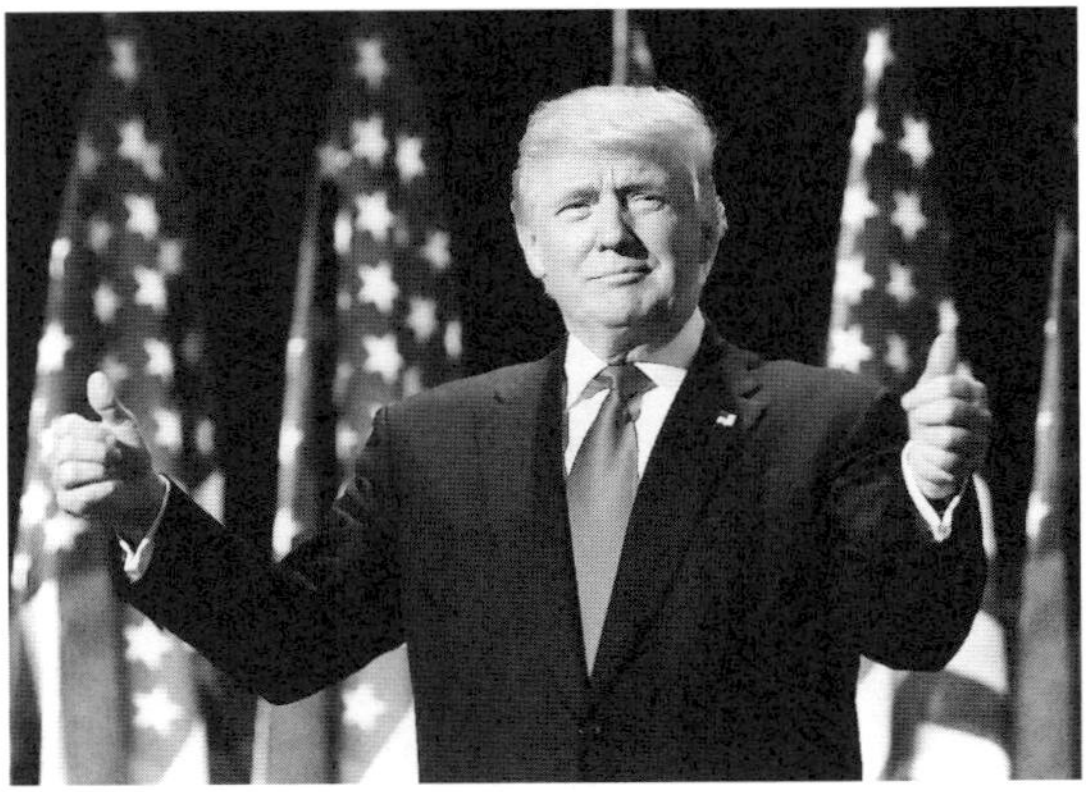

「あいつがなれるんなら、俺が大統領になりますよ！（平山談）
アメリカの精神科医や心理学者たちは『ドナルド・トランプの危険な兆候 精神科医たちは敢えて告発する』（岩波書店）でトランプの危険性を警告した

日成って、替え玉説［＊5］があるじゃないですか。「偉大なる首領様は替え玉だった」としたら、そんなバカな話ないですよ。どこの馬の骨かわからない奴が、首領様だなんて！

春日 北朝鮮という独裁国家は今も続いちゃってるわけだから、替え玉だったら、シャレにならないよね。

平山 そうですよ。だから怖ろしいのは、国民が黙ってると、独裁国家になるんですよ。

春日 どっちにしてもさ、サイコパスって人を操るの大好きだから、政治家っていうのは究極の喜びだよね。

平山 だと思いますよ。みんな言うこときくし、頭も下げてくれるし。ある意味で国民の生殺与奪を握っていますからね。

春日 選挙の開票速報とかテレビで観てるとさ、「政治家だったら、絶対に面白いだろうな」って思うもん。票読んだりして、スリルも満点でしょう。

平山 でもそれって、ある意味で文化的には猿人、猿だと思うんですよ。猿の尻尾がついているんですよ。だって、「みんなのため」とか高邁な理想とかって、サイコパスにはないじゃないですか。

春日 ないね。理想というか、ゴールがないね。

平山　プロの棋士とか、プロ野球選手とかのプロフェッショナルな世界にも、サイコパスっぃ人っていると思うんですけど、彼らの場合は、誰も手が出せない勝負っていう前提があるじゃないですか。だから、普段はともかく、そんなにパスっぽく見えないんだと思うんですよ。

サイコパスの究極の理想

平山　政治家の話で思い出したんですけどね。
今の政治家って整形してる奴が多いんですって。

春日　気持ち悪いな。それは若い政治家とか？

平山　そうじゃなくて、いい歳こいた政治家とかも、整形してるんですって。
バッカじゃないかと思いますけど。

春日　テレビ映りとか、いろいろ気にするのかもしれないけどさ。まあ、最近の選挙ポスターは、大手の広告代理店が関わって作っているみたいだし。

平山　この話には続きがあるんですよ……唯一政治家が整形をしていない政党があるんですって。

春日　なんかだいたい想像がつくけどな（笑）。えっと……ちなみにどこの政党？

平山　共産党だそうです。

春日　うーん、いい話だね（笑）。

平山　でもさ、結局政治理念とかなんにもないから、そういう外見とかを気にするんでしょう。見た目はブサイクでもさ、政治家としてちゃんとやっていれば、評価されるのに。あとは、春日先生の同業というか、お医者さんとかも多いでしょう、サイコパス？

春日　多いよ。特に外科系だよね。外科系だと、執刀医がオペ室じゃ王様だからね。

平山　若いのに、「先生、先生」とかって持ち上げられちゃうと、ダメですよね。もっと志の高い奴だったら、さらなる高見を目指して天狗になるようなことはないんだろうけど、サイコパスな奴らって、課題とか目標がないですからね。もうその段階で自分が「神だ」ぐらいに思っちゃってるじゃないですか。

春日　強いて目標みたいなことでいえば、どれだけ相手が「参った」って言ったかが、サイコパスの心の貯金箱に入る。チャリンチャリン入るだけだから、相手が参ったって言う回数が多ければ多いほど嬉しいんですよ。

春日　奴らの行動原理って、たしかにそうだよね。あまり達成感っていう感じじゃないんだよね。

“ミルウォーキーの食人鬼”
ジェフリー・ダーマー。
彼のアパートから発見された
塩酸が入った樽、
遺体を解体するために使用された
のこぎり、そして頭蓋に
穴を空けるためのドリル

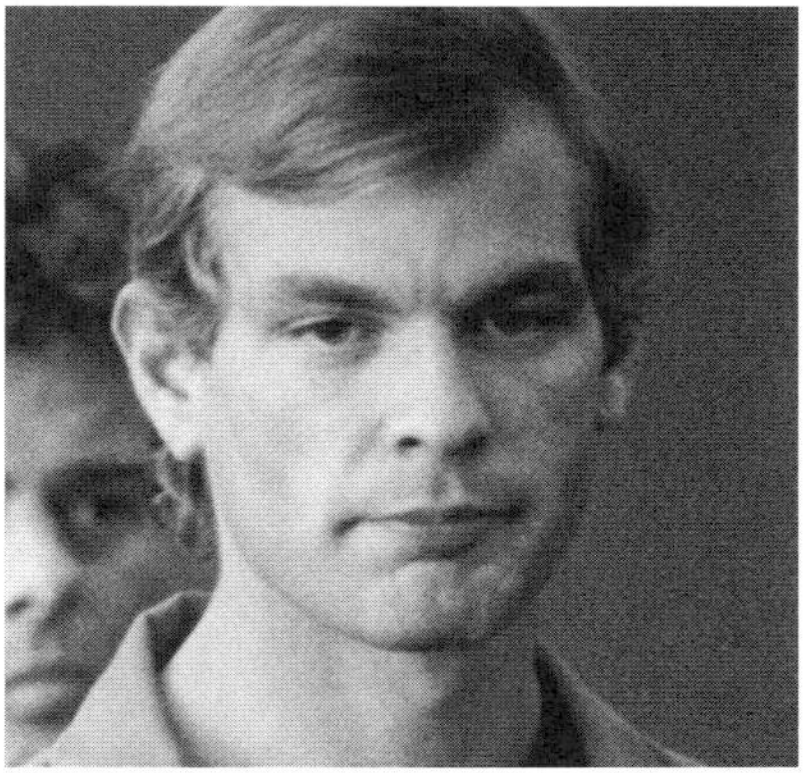

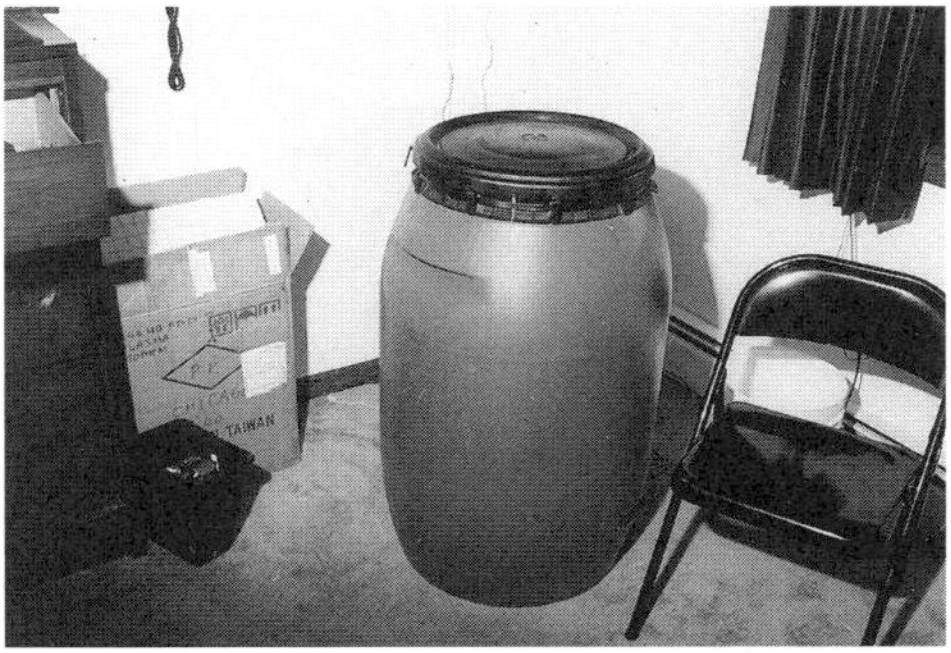

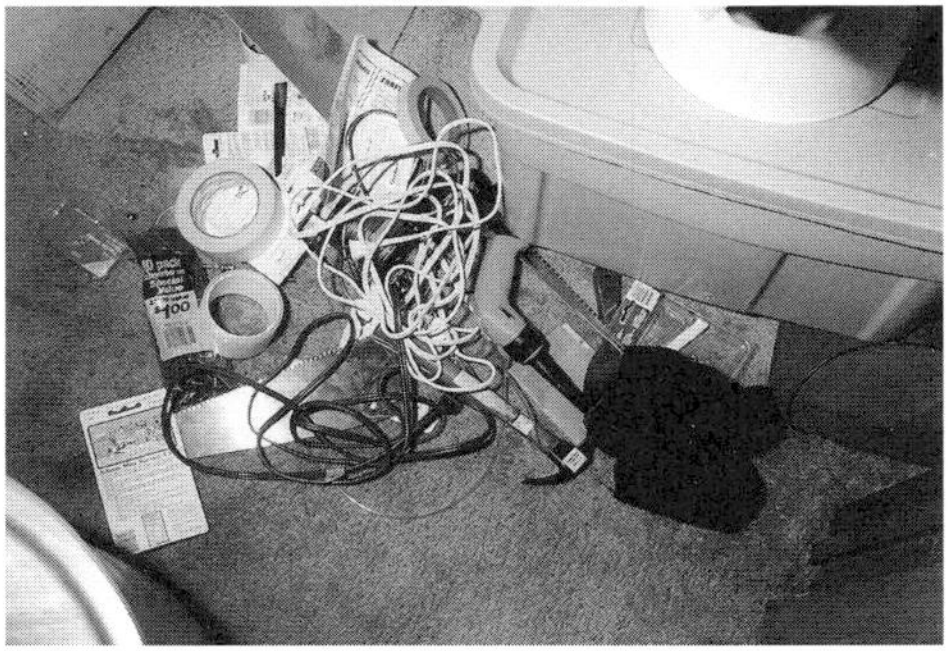

平山　俺が思うのは、ジェフリー・ダーマー［＊6］がやったことが、究極じゃないのかなって思うんです。
人間の頭蓋に穴を開けて酢を流し込む。そうすると、相手はぼんやりして言うことを聞くっていう。今、世界の人口って70億人ぐらいですよね。おそらく、自分以外の69億9999万9999人が、自分の奴隷になること。それが、サイコパスの究極の理想じゃないかって思いますよ。

春日　支配欲っていうことになるのかね。あとは、敵味方を明確に分けようとするよね。どっちつかずなことは許さない。

平山　「お前は俺とあいつのどっちの味方なんだ！」とかね。

春日　そんなんだから、基本的に人間関係は長続きしないよね。最初のうちはいい感じになるんだけど。

平山　たとえば、俺がサイコパスだとすると、春日先生と知り合うと、春日先生がほかの人と会ったりするのが嫌なんですよ。春日先生には俺以外に大切な人がいてほしくないって思うわけです。

春日　そうだよね。そのうち「俺がエージェントもやる」みたいなことを言い出すからね。

平山　そういう奴いっぱいいるじゃないですか。

春日　自分の目の届かないところで何かやられるのが嫌なんだよね。

平山　プチ・サイコパス、ポンコツ・サイコパスの言いそうなフレーズがあるんですよ。「俺を通せ」って。それを言い出したら、「あ、こいつは、ポンコツ・サイコパスだ！」って思ったほうがいいですね。

春日　町内の実力者って呼ばれてる奴らは、だいたいはそんな感じだよね。

平山　そうそう。やたら恩着せがましいんですよ。「俺はお前のために、こんなに頑張ってるんだぜ！」とかね。
ポンコツ・サイコパスが言いそうなフレーズがもうひとつあるんですよ。「あいつ、頭おかしいから付き合わないほうがいいよ」っていうフレーズ。やたらと人の評判を落とそうとするんですよ。

春日　「それはお前がおかしいからだよ」って気づかない、安いサイコパスだね。

平山　世の中にいるサイコパスの大半は、１００均サイコパスみたいな奴ですよね。

春日　基本的にはさ、サイコパスってチープなんだよね。
そのチープさが、わかりやすさっていうところに繋がるっていうのがあるけどね。

俺たちは、矢吹丈でなければいけない！

春日 平山さんがおススメするサイコパス映画ってさ、ほかにどんなのがある？

平山 何かあるかなって思ったんですけど、「サイコパスの好きなサイコパス」という基準がいいなって思いまして。

それで言うと、やっぱり『羊たちの沈黙』のレクター博士は何度でも言うけど別格だし、『ダークナイト』のジョーカーもいいですよね。

金なんかにまったく興味もなくて、札束の山を燃やすシーンなんか、「いいね〜！」って思いますもん。

割とリアル系でいうと、『地獄の黙示録』（1979）のカーツ大佐とかキルゴア中佐とか、『デッドゾーン』（1983）に出てきた、銃を向けられて子どもを盾にして助かろうとする大統領候補のスティルソンとか。先生はどうですか？

春日 俺はさ、やっぱり『ナイトクローラー』（2014）ね。『ゾディアック』にも出てたジェイク・ギレンホールのさ、撃たれて苦しむ相棒の映像を淡々と撮影するサイコパスぶりとね、「人の破滅する瞬間に僕は顔を出す」とか言って、カッコいいんだよね。

主人公のパパラッチはさ、過激な事故や事件現場の映像を収めようと、一生懸命努力するわけよ。車を新しくしたりとか、一生懸命警察無線を傍受したりとか、一生懸命なんだよ。だけどさ、その勤勉さの根底にあるのはゲスな狂気っていうね。〝勤勉さとチープな狂気〟って、「これぞ、サイコパス！」って感じがするよね。

平山 パパラッチとかのトップ屋って、そういう側面はあるかもしれないですね。主人公のパパラッチも、モラル的に越えちゃいけない一線を、あっさり越えちゃうじゃないですか。この映画観たときにね、宮﨑勤の事件を思い出したんですよ。宮﨑の部屋に入った民放のカメラクルーが『若奥様の生下着』という雑誌か何か

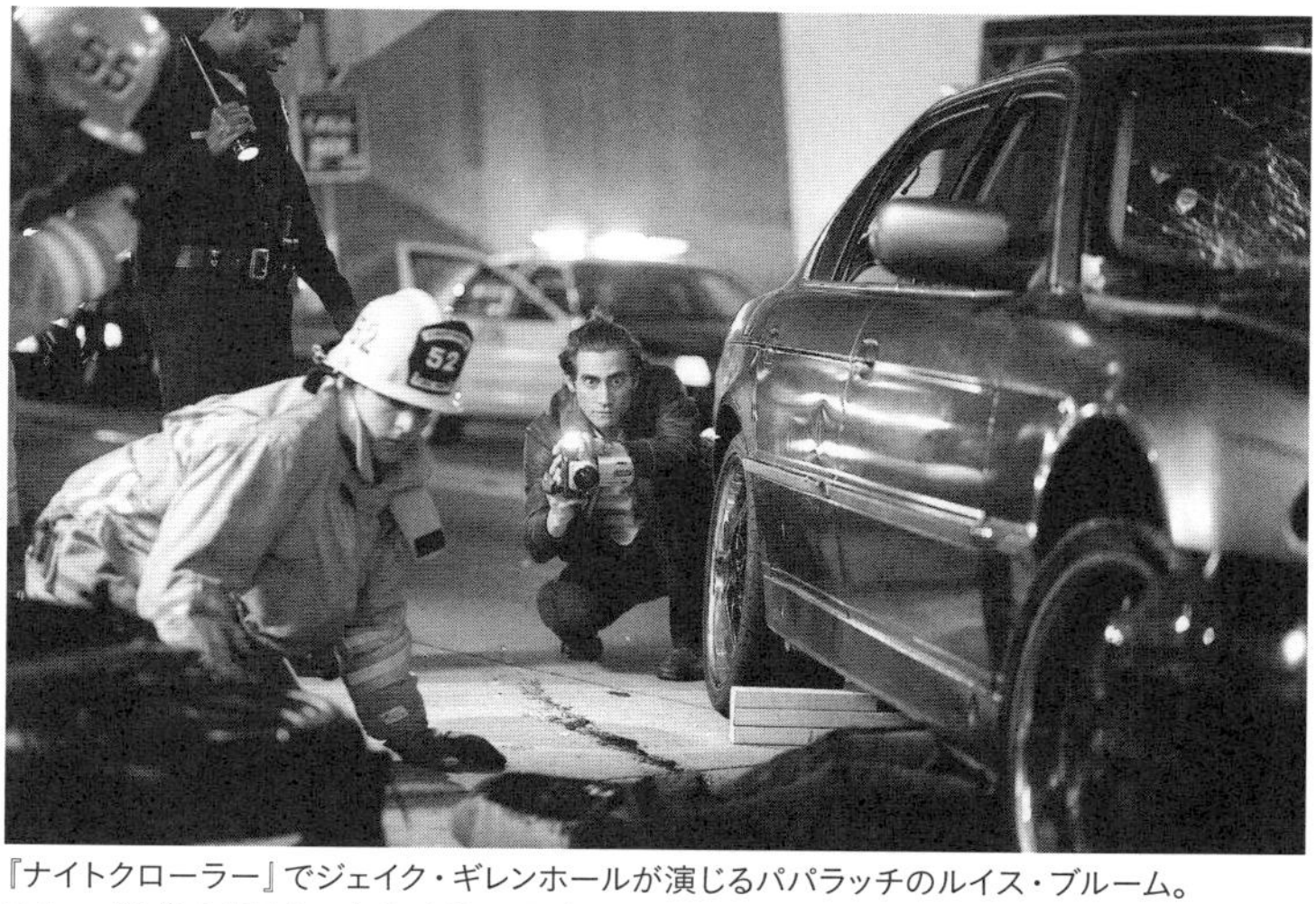

『ナイトクローラー』でジェイク・ギレンホールが演じるパパラッチのルイス・ブルーム。スクープ映像を撮るためなら手段は選ばないその狂気は、まさにサイコパスを彷彿とさせる

をいちばん上に目立つように置いて撮影して、あたかも宮崎がそんな本ばかり読んでいたという印象操作をしたみたいな話もありましたよね。

春日 うん、あったね。実際に宮崎の部屋には、20代の男子が普通に読むような雑誌がほとんどだったというね。

『ナイトクローラー』の主人公もそうなんだけどさ、サイコパスって、目的のためには手段を選ばないんだけど、決定的なのは、羞恥心がないことだと思うんだよね。

平山 うん。たしかにそうですね。羞恥心、ないですね。

春日 びっくりするぐらい平気でしょう。

平山 「えっ、そこ平気なの？」ってこと多いですもんね。

春日 あとはさ、小っちゃい王国で君臨するみたいなところあるでしょう。

『籠の中の乙女』（２００９）のさ、「外の世界は恐ろしい」って言って子どもたちを洗脳して、社会から隔絶して育てる親父もさ、究極的な目的は絶対的な支配者として、家族という狭い世界で君臨することじゃない。

平山 あの親父の支配欲の強さって、尋常じゃないですよね。あの映画のちょっと変形バージョンが、『ブリグズビー・ベア』（２０１７）ですよね。子どもを誘拐した夫婦が、大人になるまで子どもを育てるんですよ。子どもは、本当の世界を知らずに、洗脳されたまま成長するんです。

春日 俺、観たことないけど、そういうの大好き。ずっとだまし続けるのって、大好きなんだよね。子どもにさ、いっさい言葉を与えなかったらどうなるかとか、ちょっと興味あるもんね。

平山 遮断実験みたいなやつですか？

春日 うん。カスパー・ハウザー［＊7］をさ、試した奴って、絶対いるよね。

平山 北朝鮮とかロシアとかやってそうですよね。人間の額に水滴を垂らし続けると発狂する実験とか。たとえば、目隠しされた状態で、腕とか実際は切断されていないんだけど、切断したかのように思わせると、ショックで死んじゃうみたいなことってあるんですかね？

春日 ショック死があるんだから、理屈としてはあり得るかもね。

平山 水滴で思い出した話があるんですけど。田舎で付き合ってたカップルがいたんです。彼氏は地元のパッとしない大学に入って、彼女は彼氏より出来が良くて、東京の大学へ入ったんですよ。4年間遠距離恋愛して、彼女は東京の会社に就職して、彼氏は東京の会社を受けたんだけどダメで。そのまま彼氏は地元に残って、そのうち自然消滅みたいになっちゃって。

そしたら、彼氏が自殺しちゃったんですよ。彼氏の通夜に出るために彼女は地元に帰るんですけど、通夜で彼氏のお母さんから声かけられたんだって。お母さんはふたりの関係は知っていたから。「息子から、借りた物を返してくれと頼まれている」って言われて、一式返してもらったらしいんですけど、そこにテープが1本あって、「こんなの貸したかな?」なんて思いながら家に帰って聞いたら、水の音しか聞こえない。120分テープには、ひたすら水の音しか入っていない。「なんだろう?」って思ってたら、のちにわかったことがあって。彼氏が自殺するとき手首を切ったらしいんですけど、水槽に手を入れて死んでいたんですって。だから、彼氏は自分の自殺の状況を録音していたんじゃないかって。ま、それだけの話なんですど。

春日 自殺実況テープみたいな話だね。ショック死でいえば、いろいろ事例がないか調べたことがあってね。意外とないんだけど、ひとつだけ見つけたのは、列車事故で人を轢いちゃった運転士がショック死っていうのがあった[＊8]。

平山 その運転士、心臓に持病があったとかじゃないんですか? 若い人?

春日 若い人だったね。特に持病もなかった。日本での話だよ。

平山 あら、可哀そうじゃないですか。でも、そういう人がいちばん善意がある人な気がしますよね。

春日 心優しい人ってすぐ死んじゃうのかな。そういうことを考えるとさ、生物として強靭に生き残るためには、善意とか優しさってどうなんですかね？

平山 ある程度助け合うっていう能力も必要だから、その辺のバランスだよね。

春日 サイコパスだけじゃね。蜘蛛の糸みたいになっちゃうから、ダメですけど。

平山 誰かひとりはいないとさ、仲間の肉食って生き残っていけないじゃない。

春日 そっか。だからある意味ではサイコパス性が必要な場面もあるんでしょうね。

平山 そうそう。あの抜群の生命力と適応力は、見習うべきかもしれないね。

春日 たしかに、サイコパス性がゼロだと、今の世の中だと生きづらいことになるのかもしれないですね。

平山 正しい目的に向かって、サイコパス的になる。それはサイコパスじゃなくて、80パーセントまで真っ当な人間として完成して、残り20パーセントがサイコパス的要素で構成されるっていうのは、ありだと思いますね。

春日 安いサイコパス、下等なサイコパスばかり増えると、ロクなもんじゃないしね。

平山 あとは、「俺、あいつに悪いことしたな」っていう気持ちが持てるかどうかですよね。『あしたのジョー』の矢吹丈はサイコパスじゃないんですよね。

丈はライバルの力石徹を死に追いやったトラウマみたいなものを抱えて悩み続けて、おかしくなっちゃいましたもんね。

力石が死んだあとも平気でボカスカ楽しそうにボクシングやってたら、性質の悪いサイコパスでしかないですもんね。

だから、正しいサイコパスであるために、俺たちは矢吹丈を見習わないといけないですよね。

力石のショックでね、だいぶ悩んでおかしくなっちゃうんだからさ。

だから、正しいサイコパスであるために、俺たちは丈でないといけないんですよ！

春日 サイコパスの生命力と適応力は認めつつも、自分を批判的に見れるかどうかの視点が大事だよね。「俺は、神なんかではない」ってね。

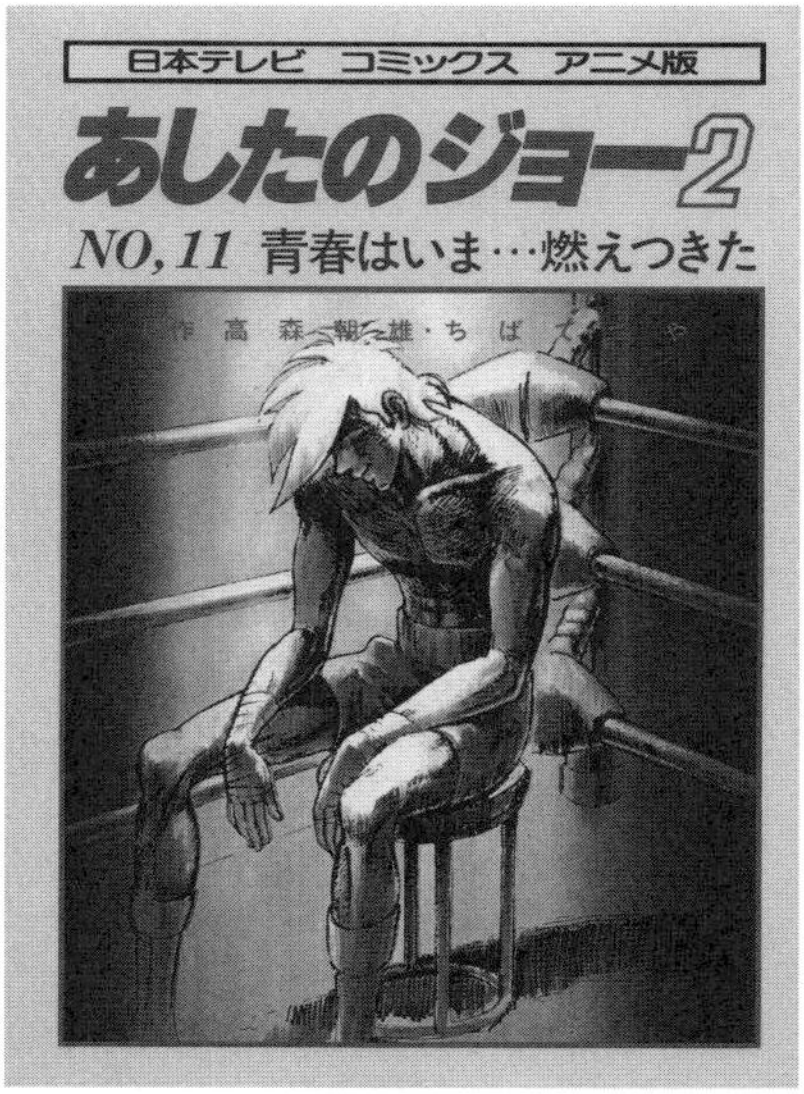

「正しいサイコパスであるために、俺たちは矢吹丈を見習わないといけないですよね」（平山談　＊写真＝あしたのジョー2〈11〉青春はいま…燃えつきた／高森 朝雄、ちばてつや・著／日本テレビ出版）

【注】

［＊1］ふるかわ・ろっぱ（1903年8月13日－1961年1月16日）。昭和初期に活躍した喜劇界のトップスター。「声帯模写」の語を初めて用いたことでも知られ、エノケン（榎本健一）と並ぶ人気者だった。

［＊2］ロボットなどを人間に近づけていくと親近感は増していくが、ある時点を越えると急激に不気味さや嫌悪感が出てくる現象のこと。これを森政弘・東工大名誉教授らが「不気味の谷」と名づけた。そして、不気味の谷を越え、人間と見分けがつかないレベルにまで達すると、親近感が一気に上がるという。

［＊3］ミステリー小説の一ジャンルで、読後に独特の後味の悪さが残る小説。『告白』の著者・湊かなえは、「イヤミスの女王」として知られる。

［＊4］2019年2月に開かれた議会公聴会で、トランプ米大統領の元顧問弁護士マイケル・コーエンは、「トランプ氏の大学進学適性試験の結果や学業成績を公開しないよう出身校を脅せとトランプ氏から指示された」と証言した。

［＊5］朝鮮の独立を目指して抗日パルチザンを指揮した伝説の将軍で、第二次世界大戦後はソ連の支持を受け、朝鮮民主主義人民共和国を建国した――これが世に知られている金日成にまつわる伝説の要諦である。だが、一方でソ連が金成柱という無名の大尉を連れてきて金日成とし、北朝鮮の指導者に仕立て上げたという〝替え玉〟説も囁かれている。

［＊6］Jeffrey Lionel Dahmer（1960年5月21日－1994年11月28日）。アメリカの連続殺人犯で、〝ミルウォーキーの食人鬼〟の異名で知られる。1978年から1991年にかけて、17人の青少年を殺害し、その後に屍姦、死体の解体、カニバリズムを行なった。ま

た睡眠薬を飲ませた被害者に対して、頭蓋にドリルで穴を開け、脳に塩酸を流し込むなどの非道な行為を行なったことでも知られる。

［＊7］Kaspar Hauser（1812年4月30日？－1833年12月17日）。バイエルン王国ニュルンベルクのウンシュリット広場で16歳ごろに保護されるまで、十数年間にわたり、地下室に閉じ込められていたとされる素性の不明な野生児。保護されたとき、言葉も知らず、歩くこともできなかったため、謎の野生児として、世間の耳目を集めた。発見後に法律学者が引き取り、教育を施したことで言葉を話せるようになった。そして、自らの生い立ちを語り始めるようになったが、その詳細が明らかになる前に何者かによって暗殺された。そのため、その素性から保護に至るまでの正確な経緯は今なお不明のままである。また、カスパーは暗闇の中で聖書を読むことや色彩の判別ができたり、金属を握っただけでその材質を言い当てるなど、常人離れした超感覚の持ち主であったとされる。

［＊8］1988年8月、岡山市のJR宇野・瀬戸大橋の踏切で、遮断機が下りていたにもかかわらず、男性（39歳）が自転車で横断しよう線路に侵入。そこにさしかかった岡山発高松行きの「マリンライナー11号」が男性を自転車ごとはね飛ばし、男性は即死した。列車は急ブレーキをかけ、踏切を200メートル通過して停車。N運転士（28歳）は列車から降り、119番通報を依頼し、現場へ戻った。しかし、保線区員が男性の遺体を引き揚げるのを目にしたN運転士は仰向けに倒れ、救急車で病院へ運ばれるも帰らぬ人となった。N運転士は事故直前に受けた定期診断でも異常はなく、過労でもなかった。

おわりに

またしても饕餮ものの放談大会である。書名にはサイコパスと刷られているものの、今回は映画の話をいろいろと交わしたので、前書とは少し趣が変わって映るかもしれない。

平山さんは自分でも映画を作るほどの「映画の人」でもある。そんな彼にとってのトラウマ映画がどのようなものであったか、それを知っただけでも個人的には大収穫であった。こうしたリストを作るとなると、余程のマニアか物好きでなければ知らないタイトルを並べたがる人がいる。平山さんには、あえてそうした姿勢を避けるところがあって、そのあたりが鬼畜作家にもかかわらず多くの読者を得る秘密かもしれないなどと思ったりする。

今回は諸般の事情からスケジュール調整が難しく、本当はもっと延々と語り合って本書の倍くらいの厚さの本にしたかったのだが、時間がそれを許さなかった。もっとも、制限がなかったら我々は果てしなく語り合ってしまうので、編集の小塩隆之さんや整理構成の有山千春さんの体力が持たなくなってしまう。こちらは「言い逃げ」をしてしまっても、後始末は彼らなのだからたまったものではあるまい。すみませんでした、迷惑を掛けて。

対談の半分は拙宅で、半分は新宿駅西口にある喫茶店「珈琲西武」の会議室を借りて行った。昭和レトロな珈琲西武のカレーは、まさに「こんなんでいいんだよ」と言いたくなる昔ながらのカレーで美味い。こういったカレーにはある種の普遍性が宿っており、いっぽう我々の対談も、精神の暗がりに宿る普遍性を卑俗な形で抽出したものでありたい。

映画に関して心残りなのは、フランク・ペリー監督の『泳ぐひと』（1968）について意見を交換する時間が持てなかったことである。DVDで観直したら、いよいよこの作品は恐ろしい映画だと考えるようになった。ジョン・チーヴァーによる原作にほぼ忠実に作られているが、映画なりの形で心を磨り潰してくる。平山さんが抱える不安に地続きとなった作品であろうと勝手に推測しているだけに、なおさら残念なのである。なおこの映画の日本版ポスターには、ポエムだか広告コピーだか判然としない間抜けな文章が添えられている。

空が青いから　私はかなしい
　シルバーブルーのさざ波に
　　甘い香りの木もれ陽に
　　　ふたたび帰らぬ
　　　　若き日のしあわせ

のどかなポエムもどきの能天気さと映画の酷たらしさとの落差も、平山さんの琴線に触れる筈である。いずれ題材として取り上げたい。

わたしと平山さんとの関係性は、いったいどのようなものなのだろうと不思議に感じることがある。いわゆる世間一般で言うところの友人とか悪友、ダチとは少し違う。書くという仕事においては同業者的ニュアンスも少しあるし、チューニングの狂った人間に興味を寄せる点では「好き者同士」といった側面もある。当方が勝手に彼の複雑かつ芯のある人間性に惹かれているのは事実だ。あるいは彼の小説の愛読者かつ支持者である、とか。だがそれだけでは説明がつかない。

互いに打てば響く的なところが多いのに鑑みると、種類こそ違えど二人ともかなり大きな闇を心に隠し持っている点で通じ合うものがあるのではないか。読者からすれば、お前らどちらも「隠れサイコパス」だろう、などと言いたくなるかもしれないが。

半年以上も互いに連絡を取らない期間もあれば、結構頻繁に会うこともある。そういった大雑把なつながりのほうが、自然であると考えたい。そういえば以前、平山さんから突然メールが来て、その内容が「相撲、見に行きませんか」という突飛なものであった。出版社つながりで大相撲の枡席が確保出来そうだという。

そそられるものの、もし我々が相撲見物に出掛けたら、テレビの実況中継で、画面の隅に「隠れサイコパス」コンビがにやにやしながら並んでいる姿が映し出されることになるかもしれない。なにやら不穏な光景を茶の間に見せつけてしまいそうだ。

かなり迷ったが、枡席は狭い。我々に加えて編集者も一緒だから、あの空間は相当に窮屈だろう。そのあたりに恐れをなして最終的にパスしたら、結局平山さんも行かなかったようである。わたしは友人が少なく、というよりも意識的に友人の数を絞っているので、そんな偏屈な当方に相撲見物を誘ってくれるような人がいると、それこそ世の中は必ずしも敵意と残酷さのみで作り上げられているわけではないと実感されて、頑な気持が一挙にほぐれるのである。有り難いことである。

相撲は見に行かなくとも、調律の狂った人たちをネタに、終わることなくいつまでも語り明かせる関係性を持てるのは幸福である。読者諸氏においては、対談から立ち上る邪気のみならず、存分に語り合う幸福の香りをも感じ取っていただければなによりである。最後まで読んでくださってありがとう。

春日武彦

春日武彦

……かすが・たけひこ……

1951年京都府出身。日本医科大学卒。産婦人科医として6年間勤務した後、障害児を産んだ母親のフォローを契機として精神科医に。都立松沢病院精神科部長、都立墨東病院神経科部長などを経て、現在も臨床に携わる。甲殻類恐怖症。SNSとゴルフとカラオケが大嫌い。私小説作家の藤枝静男とイギー・ポップとT字路sのファン。近著に『鬱屈精神科医、御祓いを試みる』(太田出版)、『私家版・精神医学事典』(河出書房新社)。

平山夢明

……ひらやま・ゆめあき……

1961年神奈川県出身。「デルモンテ平山」名義で、数々の映画・ビデオ批評を執筆。1993年、『新「超」怖い話』で本格的な執筆活動を開始。1996年、『SINKER 沈むもの』で小説家デビュー。2006年、短編「独白するユニバーサル横メルカトル」で日本推理作家協会賞短編賞、2010年、『ダイナー』で日本冒険小説協会大賞、大藪春彦賞をW受賞。近著に『或るろくでなしの死』『暗くて静かでロックな娘(チャンネー)』『デブを捨てに』『ヤギより上、猿より下』『大江戸怪談 どたんばたん(土壇場譚)』などがある。原作『ダイナー』、主演・藤原竜也、監督・蜷川実花による映画『Diner ダイナー』が2019年夏に公開。

サイコパスの手帖

2019年6月10日初版発行

著者―― 春日武彦・平山夢明

発行人―― 江澤隆志
発行所―― 株式会社洋泉社
〒170-0013 東京都豊島区東池袋5-44-15
TEL.03-5956-1222（代）

印刷・製本所――サンケイ総合印刷株式会社
装幀・本文デザイン―― 長久雅行

乱丁・落丁本はご面倒ながら
小社営業部宛にご送付下さい。
送料小社負担にてお取替致します。

ISBN978-4-8003-1620-2
Printed in Japan

洋泉社ホームページアドレス https://www.yosensha.co.jp/